专家与您面对面

酒渣鼻

主编 / 魏保生　刘　颖

中国医药科技出版社

图书在版编目（CIP）数据

酒渣鼻 / 魏保生，刘颖主编 . -- 北京：中国医药科技出版社，2016.1
（专家与您面对面）
ISBN 978-7-5067-7673-8

Ⅰ.①酒… Ⅱ.①魏… ②刘… Ⅲ.①酒糟鼻 – 防治 Ⅳ.① R758.73

中国版本图书馆 CIP 数据核字 (2015) 第 144659 号

专家与您面对面——酒渣鼻

美术编辑　陈君杞
版式设计　大隐设计

出版　中国医药科技出版社
地址　北京市海淀区文慧园北路甲 22 号
邮编　100082
电话　发行：010-62227427　邮购：010-62236938
网址　www.cmstp.com
规格　880×1230mm $^1/_{32}$
印张　3 $^7/_8$
字数　60 千字
版次　2016 年 1 月第 1 版
印次　2016 年 1 月第 1 次印刷
印刷　北京九天众诚印刷有限公司
经销　全国各地新华书店
书号　ISBN 978-7-5067-7673-8
定价　19.80 元
本社图书如存在印装质量问题请与本社联系调换

内容提要

　　酒渣鼻怎么防？怎么治？本书从"未病先防，既病防变"的理念出发，分别从基础知识、发病信号、鉴别诊断、综合治疗、康复调养和预防保健六个方面进行介绍，告诉您关于酒渣鼻您需要知道的有多少，您能做的有哪些。

　　阅读本书，让您在全面了解酒渣鼻的基础上，能正确应对酒渣鼻的"防"与"治"。本书适合酒渣鼻患者及家属阅读参考，凡患者或家属可能存在的疑问，都能找到解答，带着问题找答案，犹如专家与您面对面。

专家与您面对面

丛书编委会（按姓氏笔画排序）

前言

"健康是福"已经是人尽皆知的道理。有了健康，才有事业，才有未来，才有幸福；失去健康，就失去一切。那么什么是健康？健康包含三个方面的内容，身体好，没有疾病，即生理健康；心理平衡，始终保持良好的心理状态，即心理健康；个人和社会相协调，即社会适应能力强。健康不应以治病为本，因为治病花钱受罪，事倍功半，是下策。健康应以养生预防为本，省钱省力，事半功倍，乃是上策。

然而，污染的空气、恶化的水源、生活的压力等等，来自现实社会对健康的威胁却越来越令人担忧。没病之前，不知道如何保养，一旦患病，又不知道如何就医。基于这种现状，我们从"未病先防，既病防变"的理念出发，邀请众多医学专家编写了这套丛书。丛书本着一切为了健康的目标，遵循科学性、权威性、实用性、普及性的原则，简明扼要地介绍了100种疾病。旨在提高全民族的健康与身体素质，消除医学知识的不对等，把健康知识送到每一个家庭，帮助大家实现身心健康的理想。本套丛书的章节结构如下。

第一章 疾病扫盲——若想健康身体好，基础知识须知道；

第二章 发病信号——疾病总会露马脚，练就慧眼早明了；

第三章 诊断须知——确诊病症下对药，必要检查不可少；

第四章 治疗疾病——合理用药很重要，综合治疗效果好；

第五章 康复调养——三分治疗七分养，自我保健恢复早；

第六章 预防保健——日常护理不可少，预防疾病活到老。

按照以上结构，作者根据在临床工作中的实践体会，和就诊时患者经常提出的一些问题，对100种常见疾病做了系统的介绍，内容丰富，深入浅出，通俗易懂。通过阅读，能使读者在自己的努力下，进行自我保健，以增强体质，减少疾病；一旦患病，以利尽早发现，及时治疗，早日康复，将疾病带来的损害降至最低限度。一书在手，犹如请了一位与您面对面交谈的专家，可以随时为您答疑解惑。丛书不仅适合患者阅读，也适用于健康人群预防保健参考所需。限于水平与时间，不足之处在所难免，望广大读者批评、指正。

编者

2015 年 10 月

目录

第5章 康复调养
——三分治疗七分养，自我保健恢复早

第6章　预防保健
——日常护理不可少，预防疾病活到老

第 1 章

疾病扫盲

若想健康身体好，基础知识须知道

什么是酒渣鼻

酒渣鼻，又称红鼻子，是指发生在颜面部的弥漫性潮红和毛细血管扩张，伴发丘疹、脓疱和水肿的反复发作的炎性疾病。中医称之为"酒齄鼻"。

本病多见于中老年，绝经期妇女，男性在青春期较多。

为何鼻尖周围、鼻前庭部位的皮肤易发生疖肿

鼻疖系鼻前庭或鼻尖部的皮脂腺或毛囊的急性化脓性炎症。鼻尖周围、鼻前庭部位的皮肤，是外鼻皮肤的延续，布有鼻毛，并富于皮脂腺、汗腺和毛囊，故易发疖肿。该处因缺乏皮下组织，皮肤与软骨直接紧密结合，此处发生疖肿时，疼痛较剧。

哪些人易患"酒渣鼻"

酒渣鼻为常见的外鼻慢性皮肤损害，可波及面部，男性患者较多。

常见于：嗜烟、酒及喜食辛辣刺激性食物者；胃肠功能紊乱如消化不良、习惯性便秘等；有心血管疾患及内分泌障碍者；月经不调者；有鼻腔内疾病或体内其他部位有感染病灶者；毛囊蠕行螨致病者。

你知道皮肤有多重、多大、多厚吗

皮肤覆盖于人体的表面，在眼睑、口唇、鼻腔、肛门、阴道及尿道等腔孔周围，逐渐移行为黏膜，共同形成人体的第一道防线，具有十分重要的功能。从重量和面积的角度来看，皮肤是人体最大

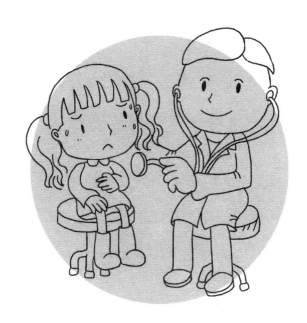

的器官，其重量占体重的 14% ~ 16%，一个体重为 60kg 的成年人皮肤约重 8.5kg，一个 3kg 重的新生儿约重 0.5kg，一个成年人的皮肤面积约为 1.5 ~ 2.2m^2，新生儿约为 0.21m^2，面积的大小与身高、体重成正比。

皮肤的厚度因人、因性别、因年龄、因职业等而异，一般为 0.5 ~ 4.0mm（不包括皮下脂肪组织）。儿童的皮肤比成人薄得多，同龄女性皮肤比男性略薄，脑力劳动者皮肤比体力劳动者略薄。

皮肤有几种颜色

人类的皮肤有六种不同的颜色，即红、黄、棕、蓝、黑和白色，这主要是因为皮肤内黑素的数量及分布情况不同所致。黑素是一种蛋白质衍生物，呈褐色或黑色，是由黑素细胞产生的。由于黑素的数量、大小、类型及分布情况不同，从而决定了不同的肤色。黄种人皮肤内的黑素主要分布在表皮基底层，棘层内较少；黑种人则在基底层、棘层及颗粒层都有大量黑素存在；白种人皮肤内黑素分布情况与黄种人相同，只是黑素的数量比黄种人少。

在人体皮肤的不同部位，颜色的深浅也是不一致的，在颈、手背、腹股沟、脐窝、关节面、乳头、乳晕、肛周及会阴部等处颜色较深，掌跖部皮肤颜色最浅。这是因为在不同部位黑素细胞的数目不相同所致，如头皮及阴部 $1mm^2$ 内约有 2000 个，其他部位约为 1000 个。另外，在黏膜处也有黑素细胞存在。

皮肤有何生理作用

皮肤作为人体的第一道防线和最大的器官，参与全身的功能活动，以维持机体和外界自然环境的对立统一，同时机体的异常情况也可在皮肤上反映出来，皮肤能接受外界的各种刺激并通过反射调节使机体更好地适应外界环境的各种变化，所以具有十分重要的生理作用，具体表现在以下几方面。

（1）屏障作用

皮肤一方面保护机体内各种器官和组织免受外界环境中机械的、物理的、化学的和生物的等有害因素的损伤，另一方面防止组织内的各种营养物质、电解质和水分的丧失。

（2）感觉作用

皮肤内分布有感觉神经及运动神经，它们的神经末梢和特殊感受器广泛地分布在表皮、真皮及皮下组织内，以感知触、冷、温、痛、压、痒等各种感觉，引起相应的神经反射，维护机体的健康。

（3）调节体温作用

体温是机体内物质代谢过程中产生热量的表现，也是机体细胞进行各种生化反应和生理活动必不可少的条件之一。皮肤是体内热量散发的重要组成部位，可以通过皮肤血管收缩、立毛、排汗减少等形式来调节体温，也可以通过辐射、对流、传导、蒸发等物理方式来散发热量。

（4）吸收作用

皮肤具有通过角质层、毛囊、皮脂腺和汗管吸收外界物质的能力，称为经皮吸收、渗透或透入，它对维护身体健康是不可缺少的，同时也是现代皮肤科外用药物治疗皮肤病的理论基础。

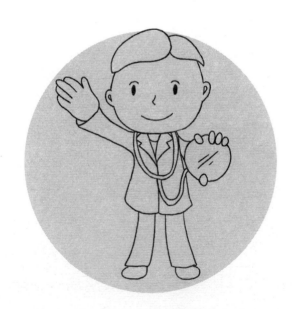

（5）分泌和排泄作用

皮肤具有一定的分泌和排泄功能，这主要是通过汗腺分泌汗液，皮脂腺排泄皮脂进行的。排汗具有散热降温、保护皮肤、排泄药物、代替肾脏部分功能等作用；皮脂具有形成皮表脂质膜、润泽毛发及皮肤的作用。

皮肤可以呼吸吗

也许受了武侠小说的影响，许多人认为只有特异功能和武功高强的人才可以用皮肤呼吸，甚至可以像鱼一样生活在水里，其实这是一种误解。人类的皮肤可以呼吸，但呼吸量极小，皮肤吸收的氧气量仅为肺的1/160，不足以供应人体正常的新陈代谢所需，所以人不能生活在水里。

皮肤主要通过三个途径吸收外界物质，即角质层、毛囊皮脂腺及汗管口，其中角质层是皮肤吸收气体的最重要的途径。角质层的物理性质相当稳定，它在皮肤表面形成一个完整的半通透膜，在一定条件下气体以与水分子结合的形式，经过细胞膜进入细胞内。无论是活的还是死的角质细胞都有半通透性，它遵循菲克定律，即在低浓度时，单位时间、单位面积内物质的通透率与其浓度成正比。

哪些护肤品最易被吸收

人们经常在广告中看到或听到某某护肤品如何如何容易被皮肤吸收的宣传，但到底这些护肤品是如何被皮肤吸收，以及吸收的程度如何，大多数人并不很了解。皮肤主要通过三个途径吸收外界物质，即角质层、毛囊皮脂腺及汗管口。市场上的护肤品根据赋形剂的不同可以分为水制类、油脂类及水油混合类（即霜类）三大类，其吸收途径也是不同的。水制护肤品是通过角质层吸收的，油脂类护肤品是通过毛囊皮脂腺透入，而霜类护肤品是通过上述两种途径被吸收的。护肤品搽于皮肤表面后被吸收的程度取决于护肤物质、赋形剂和角质层三者之间的理化作用，包括以下四个方面。

（1）护肤物质在赋形剂中的溶解度

药物在赋形剂中愈易溶解，就愈易保留在赋形剂中，也就越易随赋形剂分子一起进入表皮。

（2）护肤物质在角质层中的溶解度

脂溶性物质在角质层溶解度明显高于单纯水溶性物质，其吸收程度也较好，而既能在油脂中又能在水中溶解的物质吸收是最好的。

（3）赋形剂的吸收情况

一般来说水和油脂都容易被皮肤吸收，其规律是：羊毛脂＞凡士林＞植物油＞液体石蜡。

（4）护肤物质的浓度

一般来说浓度越高，越易被吸收，但价格较贵，也易造成浪费。

所以从以上几个方面我们可以知道，凡是在水中和油脂中皆能高浓度溶解的护肤物质，加以水和羊毛脂的混合赋形剂制成水包油或油包水的霜类护肤品最易被吸收。

皮肤的色素沉着与减退是怎样发生的

正常皮肤的颜色主要由以下两个因素决定，一是皮肤内黑素、胡萝卜素及皮肤血管内血红蛋白的含量；二是皮肤的厚薄，薄的表皮易显出血管内血液的颜色，颗粒层厚，透光性差，皮肤颜色发黄。黑素是由黑素细胞产生的，是决定皮肤颜色的主要色素，皮肤颜色的变化是由于黑素细胞的增减及功能紊乱所致。

（1）色素沉着

①黑素细胞活性增加。如紫外线、X线照射，内分泌改变，炎症后色素沉着，接触重金属等。

②黑素细胞数目增加。如黑子病、咖啡斑、色痣。

黑素沉着于皮肤，因位于各层深浅不一，可引起视觉上的差异。

黑素沉着于表皮时，呈黑色或褐色，在真皮上层呈灰蓝色，在真皮深层呈青色。

（2）色素减退

①黑素细胞活性减退。如湿疹、白色糠疹、炎症后色素减退等。

②黑素细胞数目减少。如白癜风、斑驳病等。

当黑素细胞的缺乏或由于黑素代谢过程中某一环节的缺陷使黑素细胞形成黑素的能力受影响，皮肤呈白色，多为遗传性，如白癜风、白化病等。若是肤色略淡，应注意假色素减退，如花斑癣、单纯性糠疹和湿疹等皮肤病，由于表面的微生物或异常角蛋白的避光作用，使局部肤色略淡。

皮肤黑、白是由什么决定的

皮肤的色素可以分为两大类：一类是由人体自己产生的，称之为内在色素，如黑素、含铁血黄素、胆色素等；另一类是外来的，称之为外来色素，如食物中的胡萝卜素、异物（如纹身、煤末等沉着症）、重金属（如砷、金等沉着症）等。本文所讨论的肤色主要是指由内在色素变化所引起的。

影响皮肤颜色的主要色素是黑素。黑素是一种蛋白衍生物，呈褐色或黑色，它的形成与代谢是由表皮的黑色素细胞和角朊组织共同完成的。在黑素的代谢中酪氨酸酶是目前唯一已明确的酶，此酶的活化过程与体内生化过程和物理环境有着密切联系，因而影响黑素合成的机制相当复杂，除遗传因素外，其他较明确和重要的还有以下几个方面。

（1）多巴

多巴是酪氨酸酶的催化剂，能加速反应。

（2）巯基

任何使表皮内巯基减少的因素如紫外线照射、炎症等均可促使黑素生成增多。

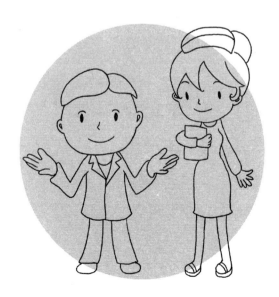

（3）微量元素

在黑素代谢过程中，微量元素主要起触酶作用。若缺乏微量元素，毛就会变白。

（4）内分泌因素

如垂体中叶分泌的促黑素激素能通过提高血中铜离子水平，使酪氨酸酶活性增高而促进黑素的形成；性激素可使皮肤色素增加，特别是雌激素能刺激黑素细胞分泌黑素体，而孕激素又有促使黑素体转运扩散作用，雌、孕激素的联合作用更加明显。

（5）神经因素

在交感神经作用下，黑素体集中于黑素细胞的中央，色素减退；副交感神经的作用相反，可使色素增加。

（6）氨基酸及维生素

泛酸、叶酸可能参与黑素形成；维生素 C 可使色素转淡；维生素 A 缺乏引起毛囊角化过度而使巯基减少，引发色素沉着；烟酸缺乏可使皮肤对光敏感出现色素沉着。

总之，肤色的黑、白主要决定于黑素细胞产生黑素的能力，而不是黑素细胞量的多少。

皮脂腺在哪些部位分布最多

皮脂腺也是皮肤附属器的一种，分布很广，除掌跖与指（趾）屈面外，几乎遍及全身，唇红区、阴茎、龟头、包皮内面、小阴唇、大阴唇内侧及阴蒂处也有皮脂腺。皮脂腺是一种全浆分泌腺，没有腺腔，整个细胞破裂即成分泌物。其结构分为腺体和导管两部分，腺体呈泡状，由多层细胞构成，周围有一薄层的基底膜带和结缔组织；导管由复层鳞状上皮细胞构成，向下与毛囊的外毛根鞘相连，向上则与外毛根鞘或表皮的基底细胞连续。皮脂腺通常可分为三种类型：附属于毛囊此种皮脂腺开口于毛囊，与毛发共同构成毛皮脂系统；与毳毛有关其导管直接开口于体表；与毛发无关直接开口于皮面，又称自由皮脂腺。

皮脂腺的分布密度在各部位是不同的，以头皮、面部，特别是眉间、鼻翼和前额部最多，平均有每平方厘米 400 ～ 900 个腺体，而躯干部中央部位及腋窝也较多，平均为每平方厘米 100 ～ 150 个腺体，故把头皮、颜面、胸、背及腋窝等处又称皮脂溢出部位。四肢特别是小腿外侧皮脂腺分布最少，所以洗澡后往往小腿外侧干燥起白屑。

🩺 酒渣鼻的明确病因尚不清楚

　　多种疾病可影响其发病，遗传倾向、胃肠道功能紊乱，胃酸减少引起消化不良和幽门螺杆菌所致的感染，以及高血压和心理因素，阳光和热均有助于发病，寄生在皮脂腺内的蠕形螨刺激也是发病的一个原因。

　　一提起"红鼻子"，大家立刻就会想到酒渣鼻，想到螨虫感染，那么导致红鼻子的罪魁祸首真是螨虫吗？事实上螨虫在正常人中也存在，并且在经硫黄软膏治疗后酒渣鼻好转而螨虫并未减少，可见螨虫并非唯一的致病因素。目前酒渣鼻病因不十分明确，可能与以下几种因素有关。

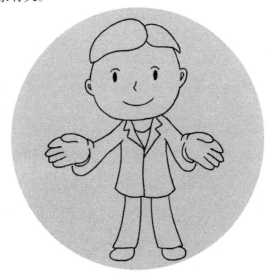

（1）饮食与胃肠道功能紊乱

消化不良、便秘、腹泻、胆囊病史及刺激性食物如酒、浓茶、咖啡、可可等饮料，可能为促进本病发生与发展的影响因素。

（2）精神因素

情绪紧张、神经过敏、忧郁、疲劳等都可以加重酒渣鼻损害。

（3）气候

寒冷或其他气候变化造成血管损害，真皮结缔组织纤维变性，造成真皮乳头下静脉丛被动扩张，导致血液淤积。

（4）其他

本病好发于绝经期妇女，而男性则在青春期较多，可能与内分泌改变有一定的关系。有人在损害的表皮与真皮连接处发现免疫球蛋白沉积的占70%，而无皮肤损害处占30%，患者的白细胞吞噬活性明显降低，可使其经常发生化脓性球菌感染。因此，本病还可能与免疫因素有关。

多种因素可影响酒渣鼻的发病

（1）高血压和心理因素

有高血压和心理因素所致的酒渣鼻患者中，周期性微循环障碍的偏头痛比正常同龄组和同性别组高 2 ~ 3 倍。实验表明：正常的皮肤可对多种血管舒缩活性物质有反应，并可保持舒缩功能，但酒渣鼻颜面扩张的血管静脉微循环受阻。该情况是本病的后果还是发病原因还需进一步研究。

（2）遗传

以往认为酒渣鼻是一种皮脂腺疾病，但大部分的酒渣鼻患者无皮脂分泌过多迹象，也无痤疮，起始发病也与毛囊无关，家族中有同患者倾向。

（3）精神因素

情绪紧张与疲劳可以加重本病，但神经过敏和忧郁也是本病的结果而非原因。

（4）感染

研究表明酒渣鼻患者中蠕形螨较正常皮肤多，故蠕形螨感染为酒渣鼻发病的原因之一。

（5）阳光和热

就诊的酒渣鼻患者 80% 主诉阳光、洗澡和受热后加重或复发，这说明外界温度刺激使血管扩张，使周围血管渗出，潜在致炎物质导致弹力纤维退行性改变。

（6）其他

本病多见于绝经期妇女，男性在青春期较多，可能与内分泌变化有关，嗜酒和辛辣食物等都可加重本病或引起复发。

为何有些人皮脂分泌旺盛

（1）遗传因素

先天皮脂腺发达，分泌功能旺盛。有家族病史，尤其以男性为多。

（2）内分泌紊乱

主要是雄性激素分泌增加，致使皮脂腺分泌增多。

（3）维生素缺乏

有些患者使用维生素B族药物治疗有效，故认为维生素B族缺乏也是皮脂分泌过度旺盛的原因之一。

（4）某些疾病神经系统疾病

如帕金森氏综合征，特别在疾病进展期，皮脂分泌水平可以高于正常2倍。在动脉硬化，癫痫患者也有皮脂分泌增高现象。

（5）其他

皮脂分泌亢进与消化功能失常、神经精神方面的紊乱有一定关系。多吃辛辣油腻的食物、大便秘结、情绪紧张、过分劳累与缺少睡眠时皮肤油脂均可增多。

因此，除了遗传因素、某些内在疾病、维生素 B 族缺乏外，青春期皮脂分泌旺盛本属正常生理变化。如果皮脂分泌过多，头面部"油光可鉴"，则属于病态了。除了饮食上少吃甜、辣、油腻食品外，浓茶、咖啡、酒等也应适当减少；注意休息、按时睡眠、减少情绪波动；多吃新鲜多汁蔬菜、水果也有助于减少油脂分泌。如蔬菜当中的苦瓜、黄瓜、南瓜、青椒等，也都可以经常食用。

皮脂溢出症各型特点

（1）婴儿皮脂溢出症

此症多发生于婴儿出生后数天或数周，患儿前头顶或整个头皮可见黄而厚或灰褐色脂溢性痂皮或油腻性鳞屑，严重者可波及至鼻部、鼻唇沟及耳后等处。

（2）油性皮脂溢出症

皮脂分泌特别多而稀薄，尤以颜面、鼻唇沟、头皮为甚，患者皮肤犹如涂布油脂、毛发油光，皮肤发亮，触之有油腻感，擦去后复又溢出。患处皮脂腺口扩大，往往有脂肪栓充塞于皮脂腺口，用手指挤压后可出白色线状皮脂栓。多从青春期发病，20 ~ 40 岁最重。到老年症状可减轻。

（3）干性皮脂溢出症

多见于头发，又称头皮单纯糠疹。头皮布有糠秕状鳞屑，呈白色或灰白色，可满布全头，也可局限于一处或数处，梳头时可见大量脱屑，洗头后可暂时好转，但 1～2 日后鳞屑又复出。毛发干燥，但鳞屑略带油腻。自觉头皮瘙痒，但头皮无显著炎症，久而久之，往往有毛发脱落。

油性皮肤需要治疗吗

（1）内治法

①血燥生风证。头发多屑，颜色灰白，状如雪落，头皮干枯，易于脱落，舌质淡红，舌苔薄白，脉象浮数。治宜养血润燥，祛风止痒法。方选祛风换肌丸化裁。药用：生地 20g，胡麻 15g，生甘草 3g，红花 9g，赤芍 9g，当归 9g。水煎服，每日 1 剂。

②脾胃湿热证。头面油腻，油腥而黏，脂性黄痂，舌质红，舌苔黄腻，脉象弦数。治宜清热利湿，方选黄连平胃散化裁。药用：黄芩 10g，黄连 10g，苍术 15g，厚朴 10g，陈皮 15g，六一散 10g（包煎），丹皮 10g，银花 20g，连翘 15g，赤芍 15g。水煎服，每日 1 剂。

③肝热火旺证。头面油脂发亮，头晕目眩，性情急躁，口苦咽干，

舌边尖红，舌苔黄腻，脉象弦数。治宜疏肝利胆法。方选龙胆泻肝汤化裁。药用：生地 30g，龙胆草 10g，黄芩 10g，木通 6g，车前子 10g（包煎），泽泻 10g，黄芩 10g。水煎服，每日 1 剂。

④胎毒火热证。多为小儿，头皮油痂堆积，不易洗去。舌质红绛，舌苔黄腻，脉象弦数。治宜清热解毒法。药用：苍术 6g，陈皮 6g，茯苓 6g，泽泻 6g，六一散 10g（包煎），炒麦芽 15g，防风 6g，银花 20g，连翘 15g，鲜芦茅根各 15g。水煎服，每日 1 剂。

（2）外用药疗法洗头粉

硼砂粉 10g，小苏打 30g，为包，加温水 3000ml 洗头。3 ～ 5 天一次。

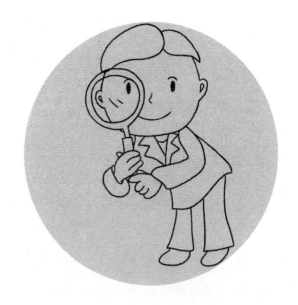

（3）单验方疗法

苍术200g，蜂蜜50g，加水熬膏。每服9g，每日3次，开水冲服。

西药可用维生素B类药物，特别是维生素B_2、维生素B_6对皮脂溢出有一定疗效。大量维生素C也有益于皮脂腺的功能调节，减少皮脂分泌。

（4）饮食疗法

①芹菜50g，洗净切段，胡萝卜60g，洗净切丝，上二味开水焯过，加调料凉拌。

②苦瓜100g，洗净，切段，焯过，尖椒15g，切丝，加调料凉拌。

为何油性皮肤容易发炎

（1）细菌感染

健康皮肤表面的pH值约为5.2～5.5，不利于细菌生长。由于皮脂分泌增多和化学成分的改变，因而抑制细菌作用降低，使存在于皮肤表面的正常菌群如葡萄球菌、马拉色糠疹菌及链球菌等，大量繁殖，侵犯皮肤而致病。

（2）游离脂肪酸刺激

由于皮脂分泌过多，通过皮肤上的非致病性菌分解出游离脂肪酸，引起炎症，但并未证实皮脂的组成有异常，如原存于皮肤表面正常菌群如圆形糠秕孢子菌，不仅大量繁殖成为机会性病原菌侵犯皮肤，也能激活补体替代途径释放脂肪酸引起皮肤炎症，此外棒状痤疮杆菌等也能从皮肤中分解出游离脂肪酸，加重皮炎。

（3）其他因素

消化不良、内分泌功能失调、代谢障碍、遗传因素、精神因素、维生素 B 族缺乏、饮酒、过食辛辣油腻的食物以及物理、化学刺激，特别是经常搔抓或用碱性洗发剂等均与本病的发生有关。

酒渣鼻和酒糟鼻一样吗

酒渣鼻和酒糟鼻是同一种疾病，只是不同医生命名习惯不同。酒渣鼻又名玫瑰痤疮，也称赤鼻，这些名称都是从外观而命名的。酒渣鼻是发于鼻颧部的一种慢性炎症皮肤病，多发生在中年男子。通常表现为外鼻皮肤发红，但以鼻尖最为显著。这是由于血管明显扩张的结果，有时透过皮肤可看到扩张的小血管呈树枝状由于局部皮脂腺分泌旺盛，鼻子显得又红又亮；病情进一步发展，皮肤可增厚，甚至长出皮疹或小脓疮，外观粗糙不平，很像酒糟样，故名酒糟鼻。有的人，鼻尖皮肤增厚特别显著，粗糙的鼻尖明显增大犹如长了肿瘤。

这种病虽然自觉症状不明显，但却影响容貌，故常令人烦恼。

酒渣鼻的发病原因比较复杂，发生这种病的原因，至今尚未明确。一般认为，本病的发生主要与毛囊形螨感染有关；此外与新陈代谢障碍有关；吸烟、饮酒，常吃辛辣食物的人患病率较高；此外，心脏血管疾病、内分泌功能障碍或体内有感染病灶等，都会引起发病。除了螨虫的感染以外，皮脂分泌过多、血管舒张和收缩的神经失调，造成毛细血管长期扩张也和发病有密切的关系。

因为病因至今仍未明确，所以，根治仍比较困难。但从防止诱发因素出发，控制病情发展，减轻症状还是可以办到的。例如，首先应该避免诱发因素，及时治疗胃肠疾病；妥善处理局部和身体其他部位的病灶；少吃辛辣刺激性食物，戒除烟、酒、咖啡、环境因素如日光暴晒和情绪激动等；多吃水果、蔬菜，保持大便通畅；适当使用维生素类药物（维生素 B_{12}、维生素 B_6 等）和中药（枇杷清肺饮、养阴清肺膏以及四物汤加减等）治疗可以获得一定效果，局部外用软膏（如酒渣软膏）有一定效果。此外局部还应该用抑制螨虫的药物，硫黄软膏或洗液，以及消炎的甲硝唑软膏等。

如果是毛细血管扩张为主，表现为鼻部可以看到红色的血丝，这种情况单纯外用药物效果不好，需要通过激光治疗去除的。而如果是原来炎症愈后留下的暗红小包，可以自然消退，不用治疗，一般需要 6 个月左右，当然也有的形成小的囊肿，很难消退。在此提醒大家，不要自己挤，以免造成囊肿和瘢痕。

👤 酒渣鼻未必是由酗酒引起的

酒渣鼻因鼻红如同酒糟而得名，多发于中年男女。酒渣鼻除了影响面部容貌外，还往往给人以"酒鬼"的印象，那是不是说酒渣鼻就是由长期酗酒引起的？

酒渣鼻发病的根源在于患者属于过敏体质，对螨虫和其分解物过敏而导致毛细血管扩张，引起鼻子发红。因此过敏体质是引起酒

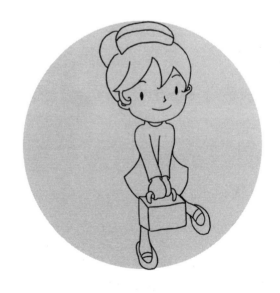

渣鼻最本质的原因，螨虫感染是导火索，除螨虫感染之外，酗酒、油性皮肤、过食辛辣刺激性食物等都是诱发酒渣鼻的外部因素，并会在酒渣鼻的发病过程中导致病情加重。因此，在治疗酒渣鼻期间最好不要喝酒。

螨虫？上火？ 谁是酒渣鼻真凶

酒渣鼻，又名酒糟鼻、玫瑰痤疮、赤鼻等，这些名称都是从外观而命名的。酒渣鼻主要是鼻外的慢性皮肤损害，损害呈对称分布，见于鼻部、两颊等处，皮肤充血、表面不平。要是女性天天顶着个红鼻头，原本长得再漂亮也不会让人觉得美观。那么酒渣鼻到底是如何形成的呢？

西医病因：螨虫感染。

目前，一般的医学书籍认为酒渣鼻的发病原因主要是螨虫感染。一些学者认为，可能是在皮脂溢出的基础上，由于某些因素的作用，如颜面血管舒缩神经失调、毛细血管长期扩张、消化道功能障碍、内分泌功能失调、精神因素、病灶感染、嗜酒、辛辣食物的刺激等引起局部生理及病理变化。其他诱发因素还包括日晒、情绪紧张、酷热天气、风吹、热水浴、寒冷天气、潮湿、室内闷热等。

有人认为寄生在毛囊皮脂腺内的蠕形螨的刺激，其代谢产物及排泄物引起的炎症是酒渣鼻的重要发病因素。此病多见于中青年男女，女性较多，但病情严重的常是男性患者。

中医病因：血热、胃火、气血瘀滞。

（1）肺胃积热证

口鼻周围皮肤潮红，压之褪色，散在淡红色丘疹，舌质红，舌苔薄黄，脉象滑数。治宜清泄肺胃，散除积热法。

（2）热毒炽盛证

在鼻部、面颊、前额部红斑的基础上有丘疹及脓疱，伴有灼热微痒，相当于由红斑期变成丘疹期，舌质红，舌苔黄，脉象浮数。治宜凉血活血，清热解毒法。

（3）血瘀凝结证

鼻部增生，毛孔开大，可见丘疹、脓疱、结节、囊肿，状似橘皮，色多紫暗，舌质紫暗，舌苔黄厚，脉象沉数。治宜清热凉血，活血化瘀法。

引发酒渣鼻的五大因素

酒渣鼻的发生，并不是无缘无故的，其之所以出现在我们身上，

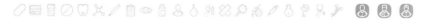

必定在我们的身上有着引发它出现的因素存在。专家表示，酒渣鼻发生了，我们就应该先从自己身上找原因，然后再进行治疗。引起酒渣鼻的病因具体如下。

（1）气候多变

在日常生活中要想健康生活的话就必须适应多变的气候，可是如果气候比较恶劣或者是比较寒冷的话，会导致血管损伤和结缔组织变性，诱发慢性炎症，血液的长期淤积和真皮乳头下静脉丛被动扩张就会导致酒渣鼻。

（2）阳光和热

就诊的酒渣鼻患者80%主诉阳光、洗澡和受热后加重或复发，这说明外界温度刺激使血管扩张，使周围血管渗出，潜在致炎物质导致弹力纤维退行性改变。

（3）饮食不当

忙碌的生活使得很多人在饮食上只是草草了事，这种做法不仅不能保证身体的营养，还会导致胃肠功能紊乱，长期如此的话是会导致面部血管运动神经功能失调的，毛细血管的长期扩张就会导致酒渣鼻。

（4）蠕形螨

蠕形螨与酒渣鼻是近期的研究热点之一，国内有不少学者认为，

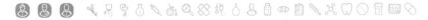

酒渣鼻与螨虫感染有关。在人类皮肤中发现两种蠕形螨，即毛囊蠕形螨和皮脂蠕形螨，它们寄居在毛囊皮脂腺中。在酒渣鼻患者皮疹中，蠕形螨感染率较面部健康者明显升高，其颊部螨密度最高。在酒渣鼻红斑及毛细血管扩张期和丘疹脓疱期，螨虫计数均明显增高，所以认为，大量毛囊蠕形螨可能在酒渣鼻的发病机制中起作用。尤其在丘疹脓疱期及肉芽肿性酒渣鼻中，可能是机体对毛囊蠕形螨的迟发性超敏反应。酒渣鼻毛细血管扩张、血流增加又为螨入侵、繁殖提供方便，螨虫依赖自身酶分解上皮蛋白及皮脂为其生存的营养物质，其分解产物又会导致毛囊周围的炎症反应。蠕形螨尚可通过细胞免疫和体液免疫参与酒渣鼻的发作。

（5）毛囊蠕形螨感染

通过长时间的研究，人们发现凡是出现酒渣鼻病变的毛囊中会出现毛囊蠕形螨，而且是百分百的概率，这可能和毛囊蠕形螨的代谢产物、排泄物引起的炎症有很大的关联。

了解酒渣鼻的出现因素，可以帮助到我们尽快地找到治疗此病的有效措施。专家提示，患上了这种疾病，我们就应该在饮食上有所注意，不要吃较为辣的食物。

诱发酒渣鼻的几大因素

（1）饮食因素。在日常生活中如果不注意饮食规律，很容易引起胃肠功能的紊乱，再食用冷热不均以及辛辣刺激、茶、酒、咖啡等刺激性食品时，会造成颜面部的血管运动神经的功能失调，毛细血管长期的扩张，是诱发酒渣鼻发生的主要因素之一。

（2）在胃肠功能紊乱后，脾胃湿热上蒸。一般来说，患有酒渣鼻的患者常伴有腹泻和胆囊疾病，多有胃酸缺乏及胃镜检查显示空肠黏膜萎缩等。一些刺激性的食物会促进酒渣鼻的发生和恶化，所以在日常生活中更要注意饮食上的规律。

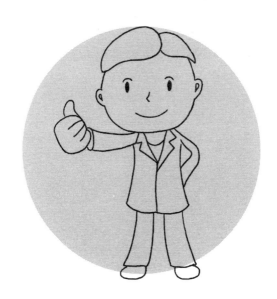

（3）近年来，很多人都开始关注酒渣鼻与感染是否有关系，很多人都认为酒渣鼻的发生可能与毛囊蠕形螨的代谢产物及排泄物引起炎症有关，所以在日常生活中要注意面部的清洁，常洗脸，并且还要注意对面部的保护措施。

（4）当外界因素波动较大的时候，尤其是天气的变化，会造成血管损伤和结缔组织变性，产生慢性炎症，血液淤积，真皮乳头下静脉丛被动扩张，这也是诱发酒渣鼻发生的主要原因之一。

第 2 章

发病信号

疾病总会露马脚，练就慧眼早明了

📖 酒渣鼻的临床表现

分为 3 期：红斑期、丘疹期和肥大期。

（1）红斑与毛细血管扩张期

首先是鼻部潮红，表面油腻发亮，以后累及颊部、前额中部和下颏部。常为对称性。初起红斑时隐时现，以后可持续存在，伴有灼热感。皮损常在春季及情绪紧张、发怒和疲劳时加重。本期可持续几个月至几年，以后再向第二期发展。

（2）丘疹期

在红斑与皮肤潮红的基础上常伴有圆形、暗红色针头至黄豆大小丘疹和脓疱。损害较深较大时可形成疖肿。

（3）肥大期

又称鼻赘期。常见于 40 岁以后的男性，在红斑、丘疹的基础上，鼻尖和鼻翼呈现暗红色或紫红色，皮肤不规则的粗糙、肥厚，鼻部逐渐肥大，形成显著高出皮面、大小不等、高低不平的柔软结节，最终导致畸形的鼻赘。同时，脓疱的不断发生可加重患者的痛苦。较少患者的鼻赘可累及颌和耳，极少数患者还可发展成鳞状细胞癌和基底细胞癌。

值得一提的是，除上述症状外还有一种眼酒渣鼻，其临床表现首先是眼的疼痛和发炎。此后，睑结合膜、球结合膜及角膜边缘的血管相继增生，最终造成角膜炎、角膜溃疡。

除上述症状外，尚有一些特殊类型酒渣鼻，如类固醇性酒渣鼻，是由于局部长期使用皮质类固醇激素，导致皮肤变薄，毛细血管扩张加重，表面镶嵌囊样、圆形、位置较深的丘疹或脓疱、硬结，皮肤呈黑红色，自觉不适和疼痛。

狼疮样和颗粒状的酒渣鼻，临床上可见许多棕红色丘疹或小结节，局部皮肤变厚发红，常在眼睑下。组织病理检查见毛囊周围和血管的上皮样细胞。

肉芽肿性酒渣鼻是一种特殊性酒渣鼻，常发生在面部口周形成蝶状，玻片压诊呈黄褐色或果酱色样小结节。

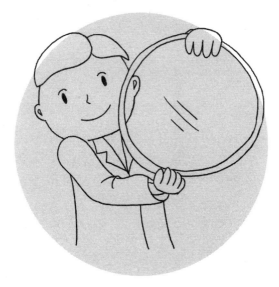

🧑‍⚕️ 酒渣鼻的并发症

少数患者可并发眼睑炎、结膜炎、虹膜睫状体炎。

🧑‍⚕️ 酒渣鼻的病理

毛细血管扩张，皮脂腺增生，肥大期真皮结缔组织增生与皮脂腺增大。肉芽肿损害中可见非干酪样上皮细胞样肉芽肿，与结节病、狼疮样酒渣鼻、颜面播散粟粒性狼疮等相似。

🧑‍⚕️ 酒渣鼻脸部温度的争议

如果不及时治疗，酒渣鼻很容易引起别人的注意，酒渣鼻患者在精神上一般都无法解脱，严重的甚至产生了轻生念头。然而酒渣鼻的病因还不是十分清楚，酒渣鼻为常见的外鼻慢性皮肤损害。通常酒渣鼻患者的脸部温度要比一般人高，脸部有肿块和一些小疙瘩。

全美大约有 1400 万人患有该病。主要表现为鼻子和脸颊红，尤其是在运动过后；同时还有一个肿胀的鼻子及毛细血管扩张，即皮肤毛细血管肿胀。一直以来人们都想知道：到底是什么细菌引起的这种酒渣鼻炎症、肿块和疙瘩，尤其是它们可以成功地用口服及局部抗生素来治疗。

将这些细菌和正常人携带细菌进行比较。所有的细菌都在30℃和37℃下存藏。结果显示：两种温度下细菌的生长率是一样的。但是，所有酒渣鼻患者患处取的细菌都分泌脂肪酶，而且37℃时比36℃时分泌得多。相比之下，正常人取得的细菌只有一半分泌脂肪酶。研究人员指出：一般细菌在营养耗尽的时候通常就会分泌脂肪酶，这可以解释为什么酒渣鼻患者皮肤干燥。明尼苏达州医学院的斯切理温特（Patrick Schliever）告诉路透社记者：另外，存藏在37℃的细菌还释放出几种未经确定的蛋白质。这种细菌的不正常活跃，似乎可以解释

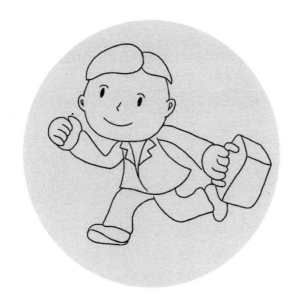

高温使得酒渣鼻患者脸上出现肿块和疙瘩。

但是，南加州医学院的沃瑞（David Voron）却认为：酒渣鼻皮肤的温度并不一定就比正常人高。他还指出：37℃是皮肤的正常温度，而且在酒渣鼻患者和正常人之间并没有很大的差别。沃瑞承认：酒渣鼻患者的皮肤比正常人温度要高一点，但是那些被阳光晒黑晒红的皮肤也会比正常皮肤温度高一点的。但是，他说：我们并不知道这个温度的差别到底有多大，而且是否真的这种差别会引起细菌活动性的改变。

看来酒渣鼻的病因还需要进一步地研究，酒渣鼻患者更应该树立信心，积极地配合治疗，是可以治愈酒渣鼻的。

第 3 章

诊断须知

确诊病症下对药，必要检查不可少

外鼻检查时常见的病变

外鼻病变常见的有外鼻形态和皮肤的异常改变。鼻梁歪斜和凹陷，除先天发育畸形外，主要是由于外伤和萎缩性鼻炎所引起。如果外伤引起一侧鼻骨骨折往往导致鼻梁歪斜，二侧同时骨折可见鼻梁正中凹陷呈马鞍状。萎缩性鼻炎起病于童年期者可影响鼻部发育而呈鞍鼻。另外高度鼻中隔偏曲者，鼻梁也可能显著歪斜。增殖体肥大的儿童可见鼻翼发育不良和前鼻孔狭窄。巨大和多发性鼻息肉可使鼻梁变宽，外鼻扁平，鼻背饱满，形似蛙背，称作蛙鼻。少数萎缩性鼻炎患者具有特殊的鼻部外形，鼻梁宽而平，鼻尖上方轻度凹陷，鼻翼掀起。

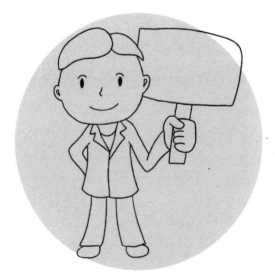

外鼻皮肤青紫瘀肿多由于外伤引起血管破裂，血液淤积于皮下而成。外鼻部皮肤潮红油润或毛细血管扩张、皮肤增厚、粗糙不平呈橘皮样多为酒渣鼻。鼻唇间皮肤脱屑或皲裂多为变态反应或慢性鼻窦炎脓液刺激所引起。患急性上颌窦炎时，有时可见面颊部皮肤红肿；急性筛窦炎时，眶内角近内眦部皮肤可能红肿；急性额窦炎时，则眶内上角、眉根部皮肤可能红肿。鼻窦囊肿有时可见面部膨隆或压之有乒乓球的感觉。

酒渣鼻的诊断

根据发生在面中部的充血性红斑、毛细血管扩张，病程慢性，无明显自觉症状，中年发病，复发性丘疹和脓疱即可诊断。

酒渣鼻的中医病机及辨证

中医学认为该病为肺热熏蒸、血热郁滞肌肤，或过食辛辣刺激食物，脾胃积热生湿，外犯皮肤，血淤凝聚而发病。

酒渣鼻的鉴别诊断

（1）盘状红斑狼疮

为境界清楚的鲜红或淡红斑，中央凹陷萎缩，有毛囊角栓，表面常覆有黏着性钉板样鳞屑，皮损呈蝶状分布，多见于青年女性。

（2）寻常性痤疮

主要见于青春期，损害为毛囊性丘疹，用手挤压可有皮脂排出，倾向化脓，常伴有粉刺，除颜面外，胸背部也可发生。

（3）面部湿疹

为多形皮损，剧烈瘙痒，搔抓后可有渗出浸润。

脂溢性皮炎应与哪些疾病鉴别

脂溢性皮炎是在皮脂溢出过多的基础上发生。常自头部开始向下蔓延，好发于皮脂腺分布较多的部位，其临床主要表现为油腻性鳞屑性黄红色斑片，境界清楚，自觉瘙痒，因其为常见病，为避免造成误诊，故要与其他疾病相鉴别。

（1）头面部银屑病

损害分散成片状，境界分明，鳞屑很厚，触之高低不平，头发

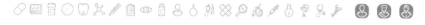

不脱落，短发聚集而成束状，重者损害可连成大片，扩展至前发际处，侵及前额数厘米。刮去鳞屑有薄膜现象（即将鳞屑刮除，其下为一红色发亮的薄膜）及出血现象（即轻刮薄膜可出现散在小出血点），薄膜现象和出血现象是银屑病损害的重要特征。

（2）玫瑰糠疹

好发于颈、躯干、四肢近端，呈椭圆形斑疹，中央略带黄色，边缘微高隆起，呈淡红色，上附白色糠秕样鳞屑。初起为单个损害，称为母斑；母斑渐大，直径可达2～5cm或更大，有时可有2～3个母斑同时出现，1～2个月后陆续出现较小的红斑，发生于躯干处，皮疹长轴与皮纹一致，一般4～6周可自行消退，不复发。

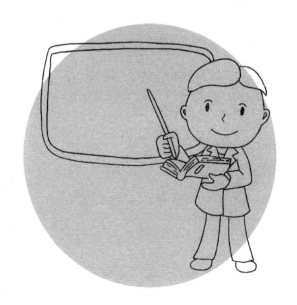

（3）体癣

损害边缘隆起而狭窄。境界清楚，有中央痊愈向周围扩展的环状损害。瘙痒明显，患者往往有手足甲癣的病史。

（4）红斑性天疱疮

主要分布于面、颈、胸背正中部。开始在面部有对称形红斑，上覆鳞屑及结痂，颈后及胸背部红斑基础上有水疱出现，破裂后形成痂皮，尼氏征阳性。在疱顶施加压力，即可见疱液向周围表皮内渗透；牵拉疱壁之残壁，引起周围表皮进一步剥脱；更为重要的是外观正常的皮肤也一擦即破。

（5）酒渣样皮炎

不累及头皮部位。眉毛及鼻唇沟不是好发部位，多有长期外涂激素制剂的用药史。

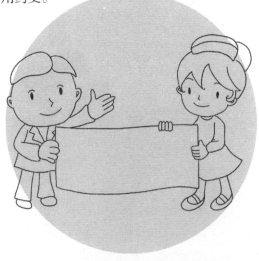

酒渣鼻患者需做毛囊蠕形螨检查

酒渣鼻为外鼻的慢性皮肤损害，常好发于中、老年人，女性多于男性，但男性病情较重。表现为颜面部弥漫性潮红，伴发丘疹、脓疱以及毛细血管扩张。常伴有鼻尖及鼻翼痤疮、皮肤充血，酒渣鼻的病因尚未明确，近年来发现毛囊蠕形螨为致病原因之一。在进行酒渣鼻检查过程中，可依据毛囊蠕形螨的检查而判断酒渣鼻的形成。常用的酒渣鼻蠕形螨检查方法以下三种。

（1）透明胶纸粘贴法

正常清洗面部后，用透明胶纸于晚上睡前，粘贴于面部的鼻、鼻沟、额、颧及颏部等处，至次晨取下胶纸贴于载玻片上，在显微镜下观察。毛囊蠕形螨的检出率与胶纸的黏性，粘贴的部位、面积和时间有关。

（2）挤刮涂片法

通常采用痤疮压迫器刮取，或用手挤压，或用沾水笔尖后端等器材刮取受检部位皮肤，将刮出物置于载玻片上，加1滴甘油，铺开，加盖玻片镜检。

（3）挤粘结合法

在检查部位粘贴透明胶纸后，再用拇指挤压胶纸粘贴部位，取下胶带镜检。此法检出率较高。

⊗ 别把过敏和酒渣鼻傻傻分不清楚

酒渣鼻同时可能伴随对化妆品等的过敏。但如果把"酒糟"问题当作敏感或青春痘，搽治过敏的类固醇、治痘的酸类药膏，反而容易加重症状！那么如何区分呢？

	酒渣鼻	过敏
性质	皮肤发炎	皮肤自身对刺激的本能反应
产生原因	具体不明，但多是因为保养不当造成	抵抗力下降，或身体机能原因
特点	多集中在固定位置比如鼻周、两颊	任何位置都可能发生敏感

"酒糟"皮肤长期肿胀，容易产生凸出的红疹或痘痘，它与青春痘还不同，会在成年后才在发红区域形成深层脓疱，也与内分泌失调、额头、嘴巴四周长粉刺的成人痘不同。另外，如果长期发炎，还容易使鼻部组织增生，鼻头红肿、肥厚，形成俗称的酒渣鼻。

初期酒渣鼻别误认成痤疮

　　李小姐从初中开始就变成了"痘痘达人"，有青春痘和黑头，随着年龄的增长，她认为只属于青春期的青春痘和黑头并未消失，反倒有越演越烈的趋势。而且因为听了偏方，用避孕药等治疗青春痘，此时也可称为痤疮，导致内分泌紊乱，加上自身体质的关系，鼻头除了黑头竟然拿出现了红红的斑点，喝酒后会加重，让她觉得十分难堪。

　　后来就医才发现，实际上李小姐得的不是青春痘，而是患了酒渣鼻。

　　酒渣鼻分3期。

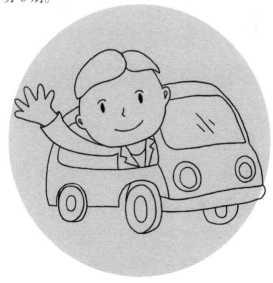

红斑期：在颜面中部特别是鼻部、两颊、前额、下颌等部出现暂时性的充血性红斑，日久则变为持久性红斑或毛细血管扩张，表面油腻发亮，遇冷热或机械刺激后，充血更明显。

丘疹脓疱期：病情继续发展，在红斑的基础上成批出现痤疮样丘疹、脓疱，但无粉刺形成，毛细血管扩张更为明显，纵横交错。

鼻赘期：少数患者长期反复不愈，致使鼻尖部肥大，形成大小不等结节状隆起，称为鼻赘。

如何区分酒渣鼻和痤疮

患者家属：我儿子今年 28 岁，鼻子一年到头总是发红，到了初春更是明显。鼻子头看上去有些发肿、肥大，表面坑坑点点，显得很是粗糙。另外，去年他脸部三角区长了一个米粒大小的囊肿，今年年初，又长大了。请问他是不是患了人们常说的"酒渣鼻"？有没有根治的办法？

皮肤科医生认为，初步认为是痤疮，而不是"酒渣鼻"。因为"酒渣鼻"的早期病变主要是在两眉之间、鼻部、下颌和鼻唇沟两侧发生红斑，没有带尖的粉刺出现。

痤疮好发于面部、胸部、后背等皮脂腺丰富的部位，在面部又多见于前额、口鼻周围。主要是内分泌失调，导致皮脂腺分泌的油脂旺盛、皮脂腺导管堵塞，油脂积存在皮肤毛囊皮脂腺中形成粉刺，也就是你看到的"小白疖子"。淤积的皮脂为细菌的繁殖提供了充分的营养，一旦细菌大量繁殖就会引起皮肤毛囊皮脂腺及周围皮肤组织的炎症，这就是你所说的"囊肿"。长期油脂分泌旺盛导致皮肤的毛孔粗大，感染的粉刺、囊肿破溃会遗留萎缩性的瘢痕，这就是皮肤"粗糙"和"坑坑点点"的原因。服用的片仔癀等"去火""排毒"的药物，对感染严重、红肿疼痛的痤疮有效，但不可滥用。因为引起痤疮的原因很多，中医学认为有些痤疮是属于肺胃热盛，需要"去火""排毒"，而有些属于气血淤滞，有些属于痰湿凝结，如果误用寒凉的"去火""排毒"药物，反而会加重病情。

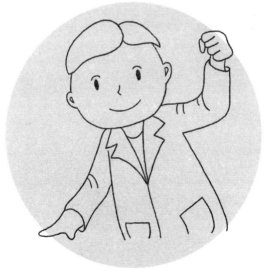

🧑‍⚕️ 如何判断是不是酒渣鼻

由于酒渣鼻与某些疾病类似，所以需要进行有关的辨别，有关酒渣鼻如何辨别内容解析如下。

酒渣鼻的辨别症状：一般现象为面部中心对称性的损害，而且有鼻子潮红，表面油腻发亮，持续存在伴有瘙痒、灼热和疼痛感等症状，而且一般在晚期会伴有鼻赘等损害。

需要辨别的疾病如下。

（1）痤疮

多发于青春期，皮损除侵犯面部外，胸部背部也被累及，伴有典型的黑头粉刺，鼻部一般不受侵犯。

（2）泛发性痤疮

见于青春期，伴有毛囊性丘疹，用手挤压可有皮脂排出倾向。化脓发生粉刺。而酒渣鼻仅累及面部的鼻子四面，伴有丘疹以及鼻部毛细血管充血严重。

（3）盘状红斑狼疮

现象为境界清楚的鲜红或淡红斑，中心凹陷萎缩有毛囊，角栓表面常覆有黏着性钉板样鳞屑，皮损呈蝶状分布，多发于青年女士。酒渣鼻一般会伴有毛细血管扩展，伴有鼻子部位的红肿以及鼻赘等损害。

（4）面部湿疹

现象为多形皮损剧烈瘙痒，搔抓后可有渗出浸润，酒渣鼻一般没有渗出；但是会伴有鼻子潮红，表面油腻发亮以及灼热和疼痛感等症状。

一旦出现相关的症状表现，应当对此引起足够的重视，尽早到正规的专科医院就诊，在专家的帮助下查明具体的病情针对性进行治疗，争取尽早摆脱疾病的困扰，重享健康的生活。

第 4 章

治疗疾病

合理用药很重要，综合治疗效果好

📋 酒渣鼻的全身治疗

（1）由于病因不明，治疗多为对症性，尽量防止加重本病的因素，调整内分泌，纠正胃肠道功能紊乱，禁烟、咖啡、辛辣刺激性食物，勿暴饮暴食，保持大便通畅，避免使用刺激皮肤的碱性肥皂、酒精、洗洁剂、染色剂、收敛剂等，以及避免日光照射。

（2）抗生素，使用同寻常性痤疮。或用甲硝唑 0.2g，每天 3 次，连服两周后改为每天 2 次，共用 1 个月。因长期使用有全身副作用和毒性，该药为二线药，在其他方法无效时使用。或用替硝唑（砜硝唑、替硝唑）0.5g，每天 2 次，首次 2g，7 天为 1 疗程。

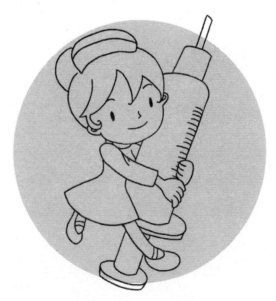

（3）维 A 酸凝胶。通常用于抗生素不敏感的异型，如狼疮样酒渣鼻、Ⅲ期酒渣鼻、革兰阴性酒渣鼻等，每天 0.5mg/kg，为酒渣鼻的标准剂量，也可用每天 0.1 ~ 0.2mg/kg 或每天 2.5 ~ 5.0mg，治疗 6 个月。适用于各期酒渣鼻及持续水肿性酒渣鼻。本药可导致畸胎，孕妇及哺乳期妇女禁用。

（4）内服氯喹、烟酸、维生素 B_1、维生素 B_6 等。磷酸氯喹每次 0.25g，每天 2 次，连服 2 ~ 4 周，以后为每次 0.125g，每天 2 ~ 3 次，共服 1 ~ 2 个月。用药期间注意副作用，如精神紧张给予镇静剂。绝经期可用己烯雌酚每天 1mg，连服 2 周，或甲状腺粉（片）。

胃酸缺乏者而不伴有浅表胃炎者，给予稀盐酸合剂，10ml，每天 3 次，并补充维生素 A、维生素 B 及维生素 C。胃酸增多时，可给氢氧化铝、碳酸氢钠等。

酒渣鼻的局部治疗

原则为抑制充血、消炎杀虫、剥脱、去脂等。用药基本同寻常性痤疮。常用药如下。

（1）初期。可选用 5% ~ 10% 硫黄洗剂、5% ~ 10% 复方硫黄洗剂、1% 甲硝唑霜、1% 复方甲硝唑霜、5% 过氧苯甲酰乳剂等。

（2）丘疹脓疱期。可用硫黄鱼石脂软膏、间苯二酚霜或 1% 复方甲硝唑霜。

（3）鼻赘期。可用含有肝素成分的药物。

酒渣鼻的物理治疗

（1）鼻赘期可用高频电作破坏治疗，也可冷冻、激光治疗，但要注意破坏应表浅，以免遗留瘢痕。

（2）丘疹脓疱型可做紫外线照射。

（3）鼻赘期也可手术划割治疗，术后用浅层 X 线照射，也可 90 锶 β 射线敷贴治疗。

酒渣鼻的中医疗法

（1）红斑期

法宜清热凉血、活血化瘀，方用凉血四物汤加减，外用颠倒散水调敷。

（2）丘疹脓疱期

伴有口渴喜冷饮、多食善饥、口臭、大便干燥、小便黄、舌质红、苔白或黄，脉弦滑，属肺胃炽热，可用茵陈五苓散或黄连解毒汤；热甚者加白花舌蛇草、生石膏、栀子等，脓疱重者加野菊花、蒲公英等。外用蛤粉膏、黄连膏。

（3）鼻赘期

方用凉血四物汤加夏枯草、连翘、鬼箭羽；如风盛者服用防风通圣丸，血瘀明显可用大黄䗪虫丸、小活络丹等。外用红香膏、黑色拔毒膏等贴敷。

哪些皮肤病适合做激光治疗

激光治疗作为一种物理治疗方法在皮肤科应用十分广泛。大功率激光作用于组织时，通过组织在极短时间内吸收激光能量、温度升高到数百度，从而使组织发生变性、凝固性坏死、炭化、气化，而达到治疗目的。小功率激光具有兴奋刺激作用，改善血液循环，提高代谢和酶的功能，促进组织增生等作用，临床上皮肤病常用的激光有以下几种。

（1）二氧化碳激光应用最广泛，辐射波长为10600nm红外线光，治疗时需在无菌操作和局部麻醉下进行，作用表浅，疗效高，而且不留或仅遗留很轻的瘢痕，在美容上可取得良好的效果。可用于治疗寻常疣、尖锐湿疣、疣状痣、色素痣、鲜红斑痣、睑黄瘤、毛发上皮瘤、汗管瘤、皮脂腺瘤、光线性角化病、基底细胞瘤、鳞状上皮癌、恶性小痣、恶性黑色素瘤等皮肤病。

（2）氩离子激光波长有488nm的蓝光和514nm的绿光两种，其波长在血红蛋白和黑色素吸收光谱曲线的峰值中，故用于皮肤血管性和色素性损害是较为理想的。主要治疗鲜红斑痣、毛细血管扩张症、蜘蛛痣、匐行性血管瘤、酒渣鼻、卡波肉瘤等。

（3）氦氖激光波长为6328nm的红光，输出功率很小，只用于低功率照射，对组织有较深的穿透性，具有改善皮肤微循环、促进皮肤毛细血管新生、促进皮肤黏膜溃疡愈合、增强免疫功能、减轻炎性水肿、促进炎症细胞消散等作用。常用于治疗皮肤黏膜溃疡、瘀积性皮炎、带状疱疹及其后遗神经痛、皮肤瘙痒症、寒冷性多形红斑、冻疮等。

超声波美容仪的工作原理及功能

超声波是指频率超过2万赫兹以上，不能引起正常人听觉的机械振动波，该振动波具有机械作用、温热作用和化学作用。超声波美容仪利用超声波的三大作用，在人体面部进行治疗，以达到美容目的。

机械作用：超声波功率强、能量大，作用于面部可以使皮肤细胞随之振动，产生微细的按摩作用，改变细胞容积，从而，改善局部血液和淋巴液的循环，增强细胞的通透性，提高组织的新陈代谢和再生能力，软化组织，刺激神经系统及细胞功能，使皮肤富有光泽和弹性。

温热作用：通过超声波的温热作用，可以提高皮肤表面的温度，使血液循环加速，增加皮肤细胞的养分，使神经兴奋性降低，起到镇痛的作用，使痉挛的肌纤维松弛，起到解痉的作用。超声波的热是内生热，热量的 79% ~ 82% 被血液自作用区运走，18% ~ 21%

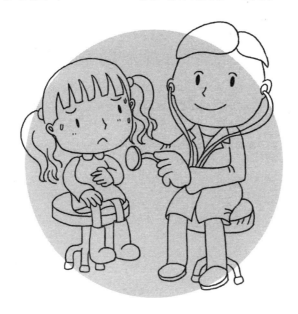

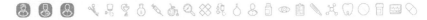

由热传导而分散至临近组织中，因此，患者无明显热感觉。

化学作用：超声波可以加强催化能力，加速皮肤细胞的新陈代谢，使组织 pH 值向碱性方向变化，减轻皮肤炎症伴有的酸中毒及疼痛。超声波可以提高细胞膜的通透性，使营养素和药物解聚，利于皮肤吸收营养，利于药物透入菌体，提高杀菌能力。

超声波美容仪的具体功能如下：软化血栓，消除"红脸"。用于脸部微细血管变形、血液循环障碍引起的面部红丝、红斑，以及因螨虫感染而引起的面部红斑或酒渣鼻。

超声波美容仪在使用时应注意以下几点：探头热的程度不代表声波输出功率的多少，太热易灼伤皮肤；浓度过小的水剂药物，不宜直接渗透，否则易引起皮肤干燥；使用时，探头不能从眼球经过，上眼皮不能按摩；孕妇及严重心脏病患者不能使用。

何谓皮肤磨削术

皮肤磨削术是一种利用机械性磨损来治疗皮肤病的方法。皮肤磨削术开始主要用来治疗痤疮瘢痕。近年来，我国磨削术发展很快，它是整容和治疗某些疾病的一种有效的手术方法，以后扩大到治疗许多影响美容的皮肤病，如颜面部的细皱纹、黄褐斑、雀斑、酒渣鼻的鼻赘、血管痣、汗管瘤、皮肤腺瘤、瘢痕疙瘩、盘状红斑狼疮、表皮痔、口周假性皲裂、睑黄疣、基底细胞癌、毛囊角化病、色素痣以及去除文身等，其治疗范围非常广泛。

皮肤磨削术工具的种类主要有砂纸摩擦法：线刷摩擦法、碳化硅磨头法、不锈钢橄榄型磨头法四种。

（1）砂纸摩擦法

将消毒后的砂纸卷在空针筒上或裹在纱布圈上徒手对损害进行摩擦。该方法简便易行，但有以下缺点：易将砂粒留在皮肤创面上，若干年后可发生异物肉芽肿，眼、鼻、口周的部位摩擦不方便，难以奏效，费时费劲，手术需要的时间长且劳动强度大。

（2）线刷摩擦法

这种方法采用电动机为动力，带动其旋转。其缺点是：因上皮等组织黏附其内，洗刷消毒不便，使用难度较大。

（3）碳化硅磨头法

用这种磨头磨削，优于前述两种。但其不足的是：消耗大，如磨天花瘢痕整个手术需要多个磨头，来回从手柄上调换磨头，易污染无菌区域，也易留硅粒于创面。

（4）不锈钢橄榄型磨头法

该磨头克服了以上不足之处，磨起来轻松自如、灵活轻便，使用安全，不管采用何种角度，均为一球面接触皮肤，深浅易控制，刷洗消毒方便，经久耐用，易于掌握。

皮肤磨削术并不是任何人都适宜的，其适应证可分为四大类：瘢痕类、色素性损害类、良性肿瘤类、有关皮肤病类。这四大类中，又可分为首选适应证、相对适应证。首选适应证，包括痤疮、天花、水痘、带状疱疹、湿疹、外伤或手术后遗留的浅表瘢痕，以及虫蚀状皮肤萎缩；相对适应证，包括雀斑、咖啡斑、色素失禁症、太田痣、面部毛细血管扩张、酒渣鼻、皮肤淀粉样变，以及面部皱纹或口角放射纹等。

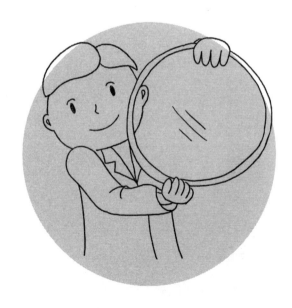

皮肤磨削术的禁忌证：患有血友病或出血异常者；乙型肝炎表面抗原阳性者，有严重或复发性单纯疱疹史者；患有活动性脓皮病者；有瘢痕疙瘩素质或增生性瘢痕者；放射性皮炎或半年内曾接受放射治疗的局部、烧伤瘢痕，有精神病症状、情绪不稳定或要求过高者。

什么是激素，有什么作用

激素是皮质类固醇激素的简称，在正常情况下，垂体前叶分泌促皮质素刺激肾上腺皮质，分泌皮质激素，由于它们大都由胆固醇演变而来，故称皮质类固醇激素。激素分为两类：一类是盐皮质类固醇激素，以醛固酮和去氧皮质酮为代表，主要影响水、盐代谢，在临床上应用较少；另一类是糖皮质类固醇激素，以可的松和氢化可的松为代表，主要影响糖和蛋白质等的代谢，且有抗炎、抗过敏等作用，在临床上应用广泛，与皮肤有关的作用主要是：抗炎作用；抗过敏和免疫抑制作用；抗毒作用；抗休克作用。

长期、大量使用激素的不良反应

由于糖皮质激素在临床应用的药理学基础主要是抗炎、免疫抑制作用，而炎症与免疫性疾病种类繁多，所以激素在临床皮肤病中应用极其广泛，如严重感染、肾上腺皮质功能不全、自身免疫性疾病、过敏性疾病、休克、血液皮肤病以及局部皮肤外用等，但激素不是病因性治疗，对许多皮肤病仅能缓解症状，不能根治，且易复发，切忌滥用。长期使用糖皮质激素的不良反应，往往是很严重的。不良反应的发生不仅与患者的生理与病理状况有关，更重要的是取决于用量及用药时间。主要表现在以下几方面。

（1）医源性肾上腺皮质功能亢进

主要表现为肌无力、肌萎缩、皮肤变薄、满月脸、水牛背、痤疮、多毛、浮肿、高血压、低血钾、糖尿、骨质疏松等，所以对高血压、动脉硬化、水肿、心与肾功能不全、糖尿病、骨质疏松患者应慎用激素。

（2）诱发或加重感染

由于糖皮质激素能降低机体防御能力，且无抗菌作用，故长期应用可诱发感染或使体内潜在病灶扩散，如病毒、霉菌、结核病灶扩散恶化。所以对活动性结核病、合并慢性感染病灶的患者应禁用。

（3）诱发或加重溃疡

由于糖皮质激素刺激胃壁细胞增加胃酸及胃蛋白酶的分泌，减少胃黏液的产生，阻碍组织修复，故可诱发或加重胃、十二指肠溃疡，甚至出血或穿孔，故溃疡患者应禁用、慎用激素。

（4）反跳现象与停药症状

长期用药因减量太快或突然停药所致原病复发或加重，这是激素的严重的反跳现象，其原因可能是患者对激素产生了依赖性或病情未充分控制所致。此外停药后还可出现一些原来疾病没有的停药症状，如肌痛、肌强直关节病、疲乏无力、情绪消沉、发热等。

油剂、霜剂、软膏剂有何不同

皮肤科临床外用药经常用到油剂、霜剂和软膏剂，但大多数患者并不知道三者的区别，下面我们一一进行阐述。

（1）油剂

是以植物油（豆油、麻油、花生油、蓖麻油）或矿物油（液体石蜡）为溶剂混入不溶性药粉（如氧化锌、滑石粉、炉甘石粉、某些中药药粉等）制成的剂型，具有清洁保护、润滑及消炎止痛的作用。

（2）霜剂

是油与水混合振荡再加入乳化剂、药物制成的半固体剂型，能够使一种液体较稳定地分散于另一种液体中，所以兼具亲脂性和亲水性，具有润滑不油腻、软化痂皮、消炎、保护及止痒作用，但皮肤渗透性较差。霜剂可分为水包油和油包水两种剂型，水包油型即水为连续相，油为分散相，常用阿拉伯胶、淀粉、琼脂、明胶、肥皂等作乳化剂；油包水型即油为连续相，水为分散相，易被油稀释，不易用水洗去，常用豚脂、羊毛脂、羊毛醇、蜂蜡、玉米蛋白等作乳化剂。

（3）软膏剂

是用适宜的基质与药物混合制成的一种均匀细腻的半固体外用剂型，具有保护、柔软皮肤、防止干裂、软化痂皮、促进肉芽组织形成的作用，软膏剂皮肤渗透性较强，但油腻性大，不易洗去，容易污染衣物。软膏剂的基质应具有一定的黏稠度和伸展性，具有吸水性、能释放药物并有穿透皮肤的性能，无臭无味，性质稳定，易于贮存的特点，常用的基质有豚脂、植物油、羊毛脂、蜂蜡、凡士林、石蜡、硅油等。

激光治疗酒渣鼻详解

酒渣鼻鼻赘传统上一直用皮肤机械磨削术、刀片削除、冷冻，电外科去除和普通 CO_2 激光治疗为主。这些治疗均获一定疗效，但存在一些问题。新型超脉冲 CO_2 激光能很方便快捷地去除肥大的组织，瘢痕形成的危险性大大减少。

以下两种激光可治疗酒渣鼻。

（1）UltraPulse 激光

切割选用光斑 0.2mm 的手具，能量 300mJ，功率 12 ~ 15 W；气化用 CPG 手具，能量 400 ~ 500 mJ，功率 20 ~ 50 W。

（2）SilkTouch 激光

可用 125mm 手具，光斑直径 3 ~ 6mm，功率 5 ~ 15 W 进行气化；也可进行连续波设定，功率 5 ~ 10W 讲行切割。

常规皮肤激光手具消毒及鼻部阻滞麻醉。首先用光斑 0.2mm 的手具切除过多的组织，然后用 CPG 手具气化，达到理想的鼻外形为止。在气化过程中，真皮收缩，皮脂腺中的皮脂被挤出。皮脂被挤出是

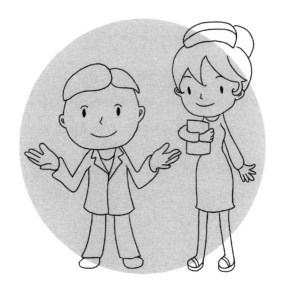

个标记，这表明未受损害的皮脂腺仍然存在，化还没有涉及皮脂腺下，这样就不会引起瘢痕愈合。若皮肤气化过深，会有皮肤色素减熄、瘢痕增生、鼻翼外翻产生。最常见的并发症是毛孔扩张，这是较大的腺管和皮脂腺滤泡暴露的表现。术毕外科包扎。术后数天内有较多的渗出，应注意换药。必要时可用 He-Ne 激光局部照射，每日 1 次，每次 10 ~ 15 分钟，连续照射 3 ~ 5 次，一般情况下 2 ~ 3 周即可愈合．

激光局部照射治疗主要适合处于早期或者中期的酒渣鼻患者。手术的时候会把双眼遮盖好，以免强光伤害到眼睛。然后用光束垂直对准皮损中心照射，每次 5 ~ 15 分钟，每天一次，7 ~ 14 次为一个疗程。虽然治疗的时间优点长，但没有伤口，可以有效地避免感染。

在激光治疗的同时，告诫患者配合针对蠕形螨及幽门螺杆菌感染的治疗，调节饮食及作息，避免嗜酒过多，调节内分泌，避免精神压力过大。激光治疗后口服维生素 C，加大剂量，每日 1 ~ 2g，维生素 B_2、维生素 B_6 连服 2 周。如果酒渣鼻的病灶面积较大，手术的时间就会长，术后可静脉给药，加大维生素 C 剂量，可以帮助尽快恢复。

激光治疗酒渣鼻治疗不当就会引起皮肤色素沉着、色素减退甚至瘢痕增生的后遗症，有些严重影响患者的外在美观。激光治疗后患者要严格注意防止继发感染，一旦造成感染，将会对面部皮肤造成很大的损害，留下严重的后遗症，给患者带来很大的痛苦，因此，我们解决酒渣鼻一定要到正规的医院。

如何应用穴位疗法治疗酒渣鼻

（1）方一

取穴：肺俞、胃俞、大椎、患部。

方法：采用刺络拔罐法，或用梅花针刺叩刺拔罐法。前3穴用三棱针点刺或梅花针叩刺，至皮肤发红，微出血为度，然后拔罐15～30分钟，隔日1次，10次为1疗程。患部刺后不拔罐，用生大黄、净芒硝各30g，共研细末。每取10g，用鸡蛋清调成糊状外涂患部。日涂数次。

附记：忌食辛辣、鸡鱼等刺激性食物，忌饮酒。如果每日按摩患部10分钟，则效果更佳。

（2）方二

取穴：主穴为大椎、肺俞、身柱、膈俞、胃俞。配穴分2组，一为迎香、印堂；二为素髎、内迎香。

方法：主穴用闪火法拔罐15分钟；配穴用三棱针点刺出血1～3滴，两组配穴交替使用。

（3）方三

取穴：迎香（双）、合谷（双）、素髎。胃痛配中脘、足三里。

方法：迎香与合谷和配穴用针刺后拔罐法。先以毫针用泻法针刺，留针 15 分钟，起针后，拔罐 15 分钟。素髎，点刺放血。隔日 1 次，10 次为 1 疗程。

酒渣鼻治疗方剂大汇聚

方剂 1

黄柏 50g。

制用法：浸于 95％酒精中，酒精以浸没黄柏为度，密封 1 周后，用双层纱布过滤，滤液兑蒸馏水 50ml，装瓶中备用。

方剂 2

雄黄 25g，轻粉、硼砂各 10g。

制用法：共研细粉，乳汁调。涂患处。

方剂 3

硫黄、槟榔各等量，冰片少许。

制用法：共研为细末，用纱布包搽患处。

方剂4

枇杷叶（去毛）适量。

制用法：焙干研末，用茶水送服，每口3次，每次6g。

方剂5

党参、怀山药各15g，女贞子、菟丝子、银花、鸡内金、当归、茯苓、白术、陈皮各10g，黄柏、黄芩、地骨皮各6g。

制用法：水煎服。

方剂6

枇杷叶、桑白皮、黄芩、栀子各10g，生地15g，菊花12g，桔梗6g，黄连、甘草各5g。

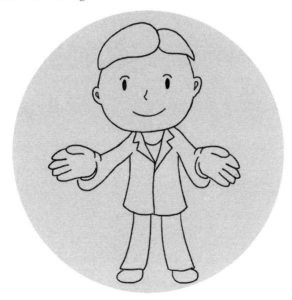

制用法：水煎服。

适应证：酒渣鼻红斑期。

方剂 7

紫花地丁 30g，双花、蒲公英、野菊花各 15g，连翘 12g，栀子、元参各 10g，大黄 3g，甘草 5g。

制用法：水煎服。

适应证：酒渣鼻丘疹期。

方剂 8

当归尾、赤芍各 12g，生地 15g，川芎、陈皮各 6g，桃仁、红花、黄芩各 10g，大黄 3g。

制用法：水煎服。

适应证：酒渣鼻鼻赘期。

方剂 9

侧柏叶、丹皮、赤芍、黄芩、桑白皮各 15g，白茅根、玄参、生地各 20g，甘草 5g。

制用法：水煎服。

方剂 10

生地 25g，当归、川芎、赤芍、黄芩各 15g，陈皮、红花、苦参、甘草各 10g。

制用法：水煎服。

方剂 11

栀子、枇杷叶各 15g，杏仁、硫黄各 10g，石菖蒲 12g，轻粉、冰片各 3g。

制用法：共研粉末，凡士林调糊状。外敷患处。

方剂 12

赤茯苓、金银花、虎杖各 12g，当归 10g，生地黄、赤芍各 9g，川芎、黄芩、栀子、陈皮、红花、五灵脂各 6g。

制用法：水煎服。

方剂 13

生地、赤芍、黄芩、生栀子、桃仁各 9g，当归 6g，川芎、红花各 4.5g，地骨皮 15g。

制用法：水煎服。

方剂 14

露蜂房 500g。

制用法：研末。每次 3g，日服 2 次，白酒送下。

方剂 15

丁香 12 粒，蜂蜜 15ml。

制用法：丁香研粉，以蜜调。敷患处。

方剂 16

轻粉 6g，杏仁、硫黄各 12g。

制用法：先将轻粉研细，次加杏仁同研，最后三者共研和匀。可用手指或棉签蘸药搽患处。

适应证：酒渣鼻、痤疮。

方剂 17

党参、黄柏、桑白皮各 9g，黄连、甘草各 6g。

制用法：水煎服。

方剂 18

荆芥穗 120g，防风、杏仁（去皮尖）、白蒺藜（炒去刺）、僵蚕、炙甘草各 30g。

制用法：共研细末。饭后清茶调服 9g，每日 3 次。

适应证：肺风酒渣鼻。

方剂 19

陈皮、桃仁、红花、赤芍、甘草各 9g，生地、生石膏各 15g，金银花 30g，黄芩、栀子、枇杷叶、桑白皮、川芎各 10g。

制用法：水煎服，每日 1 剂，连服 15 天为 1 疗程。

方剂 20

绿豆 450g，荷花瓣干品 60g，滑石、白芷、白附子各 15g，冰片、密陀僧各 6g。

制用法：共研细末。用时将患处洗净，白天以药末擦之，晚上则以温水将药调成糊状，封涂于患部，次晨则洗掉。

日常如何护理酒渣鼻

（1）减少日晒

平时应该尽量减少日晒，戴有宽沿的帽子，使用至少 SPF15 的遮光剂。

（2）坚持保持面部清洁

酒渣鼻的日常保养以简化程序为大原则。用偏冷的水洗脸后，去角质、蒸脸和按摩等步骤就可省略。每天保持面部的清洁，切记不要使用过热的水洗脸。

保持皮肤的清洁卫生，对油性皮肤要经常用肥皂和温水清洗；对干性皮肤则应少用肥皂。同时不要用碱性肥皂洗涮，禁止在鼻子病变区抓、搔、剥及、挤压，以防感染。

（3）不要使用油脂性化妆品

首先，避免接触有刺激性的物质，还要使用无皂清洁剂，避免使用收敛剂和磨蚀剂。然后，保养品选择和敏感肌肤一样的低敏感、无香料的产品是重点，含左旋维生素 C 成分的保养品可提高肌肤防御力；而生长因子成分的产品，则能帮助肌肤恢复健康状态；想要镇定修护肌肤，含燕麦成分的保养品，是不错的选择。

（4）内外服药治疗

尤其在轻度时，要用内服加外用产品同时治疗，一般内服维生素 B 族如维生素 B_2、维生素 B_6、复合维生素 B 等。也可口服四环素或甲硝唑等。每次敷药前，先用温水洗脸，洗后用干毛巾吸干水迹。

（5）生活作息调整

酒渣鼻肌肤最怕过热的环境，泡温泉、蒸气浴及热瑜伽等都该尽量避免。饮食上，辛辣的食物和酒类，都会刺激肌肤并提高体温，

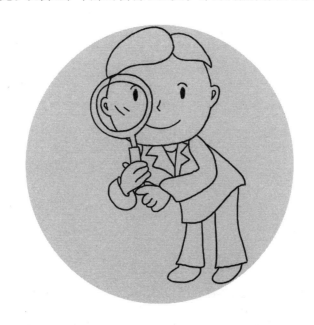

可别因为贪嘴、贪杯而加速酒渣鼻恶化。饮食清淡，多吃水果蔬菜，矫正便秘。当然，正常的生活作息，绝对是肌肤保养不能遗忘的重点。

（6）记录酒渣鼻诱发物日记

应该连续做2周的酒渣鼻诱发物日记，记下可能促使病情发作或加重的原因，以便以后确定和避免接触这些诱发物。

如何应用中药治疗酒渣鼻

（1）中成药外治法

①金黄散。局部常规清洗后，取本品适量，用清水少许调匀，外敷患处，每日2～3次，连续2～3天。可清热解毒。

②硫黄软膏。大黄粉10g，硫黄软膏适量，调匀备用。患处用温水洗净后，直接将药膏涂抹于患处，每天3～4次，连续7～10天。可清热解毒。

（2）药敷疗法

①硫黄、大黄粉各15g，置瓶中，加入冷开水100ml拌匀，用棉签蘸药液外搽患处，每日3次，早、中、晚各1次，以搽后局部发痒为度，连续使用7～10天。可清热解毒，消肿止痛。

②大黄粉10g，甲硝唑片1粒，共研细末，用清水适量调为稀糊状，

用棉签蘸药液外搽患处，每日3次，早、中、晚各1次，连续7～10天。可清热解毒，消肿止痛。

（3）药酊疗法

①百部50g，75%酒精100ml，密封浸泡5～7天即成。使用时用棉签蘸药液外搽患处，每日3～5次，连续使用5～7天。可活血通络，消肿止痛。

②百部30g，蛇床子、地榆各10g，75%酒精100ml，密封浸泡5～7天即成。使用时用棉签蘸药液外搽患处，每日3～5次，连续5～7天。可活血通络，消肿止痛。

（4）药浴疗法

①枇杷叶、霜桑叶、金橘叶各适量。将诸药择净，放入药罐中，加入清水少许，先浸泡5～10分钟，再以上药煎取浓汁，用消毒药棉蘸药液外搽患处，每日3～5次，每日1剂，10天为1疗程，连续1～2个疗程。可清热解毒，活血消肿。

②蒲公英、野菊花、鱼腥草、淡竹叶各10g。将诸药择净，放入药罐中，加入清水少许，先浸泡5～10分钟，煎取浓汁，用消毒药棉蘸药液外搽患处，每日3～5次，每日1剂，10天为1疗程，连续使用1～2个疗程。可清热解毒，活血消肿。

巧用乳酸菌预防酒渣鼻

酒渣鼻是日常生活中比较常见的皮肤病，并且这种疾病也比较顽强，没有快速治疗的办法，并且这种疾病对身体的危害特别大，很多患者都会一直苦苦寻求酒渣鼻的防治方法，预防酒渣鼻的方法有很多，巧用乳酸菌效果更佳。

最近研究发现乳酸菌可以防治酒渣鼻。医学研究显示，如果人们每天都吃乳酸菌食品，在一定程度上可缓解包括花粉症在内的过敏性酒渣鼻症状。

在食用特定的乳酸菌食品的半年期间，研究组让他们分别记录打喷嚏、流鼻涕、鼻子堵塞的频度和对日常生活的影响程度等，并进行血液检查，然后把两者进行对比。

结果表明，不食用乳酸菌的一组在花粉飞散期流鼻涕和鼻子堵塞的情况更严重了，而另一组却没有太大变化。研究组主任说：酸奶是食品，价格便宜，可长期安全食用。而且它不是产品，必须要长期饮用效果才明显。

乳酸菌可以防治酒渣鼻。鼻甲黏膜以及鼻窦开口处的黏膜对炎症过程及肿瘤造成的压力是很敏感的，可能反映为额部或额颞部的头痛。酒渣鼻常伴有剧烈头痛。上颌窦炎的疼痛通常从面部开始，放射到前额以及上颚的牙齿。额窦、筛窦以及蝶窦的炎症都伴有额部头痛，也可放射到眶部和颞部。

酒渣鼻患者常有发热、鼻塞、流涕以及鼻窦部位的压痛。急性上颌窦炎患者可能早晨无头痛，午后才开始出现症状，越是晚上疼痛越剧烈。急性额窦炎的头痛，清晨加重，晚间改善。酒渣鼻通常不引起头痛，但如果额窦或上颌窦内发生囊肿，大的囊肿占据整个窦腔或引流不畅时，可出现剧烈的头痛。酒渣鼻也可由于继发性肌肉收缩，表现为后头痛及颈部痛。

人体蠕形螨的预防和治疗

一般认为，螨虫给人类造成的危害并不像有些商家宣传的那么可怕。预防蠕形螨感染，应注意个人卫生和环境卫生。无症状或症状较轻的感染者无须特别治疗，症状较明显者则可采用药物或物理方法进行治疗。蠕形螨病一般并非单纯搽药能解决问题，特别是有痤疮、酒渣鼻时需要对症综合处理，包括口服甲硝唑类药杀灭蠕形螨，口服维胺酯消除毛囊、皮脂腺的炎症，有的尚需用四环素类药抗菌，用维生素 B_6 调节皮脂腺代谢。外用灭蠕形螨的药常为含甲硝唑类或硫黄的制剂，例如硫黄搽剂、复方甲硝唑霜。中药百部酊亦有疗效。

预防很重要，要注意面部清洁卫生，可用硫黄香皂、温热水洗面以去除面部油脂，护肤品宜用水包油霜剂。香蕉、苹果、黄瓜泥面膜有收敛作用，适于油性皮肤者。

除了一些常规药物之外，专家们还进行了一些有益的尝试，实验结果表明：75% 酒精及 3% 来苏杀虫效果好，但作用时间须在 15 分钟以上；0.1% 苯扎溴铵杀虫效果不明显，作用 30 分钟后螨虫仍有活动；2% 氯霉素酒精有一定杀虫效果；2% 甲硝唑酒精溶液比单纯的 2% 甲硝唑水溶液杀虫效果明显；用复方氯霉素醑外用、内服甲硝唑治疗人蠕形螨病 1300 例，收到明显疗效，总有效率达 98%。有专家将活的蠕形螨在显微镜下进行薄荷油乳剂滴药实验，证实药

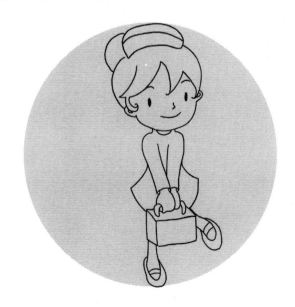

物作用 3 小时后全部杀灭蠕形螨；对 50 例患者进行用药治疗 1 个月，结果病情轻者 30 例有效；在薄荷油乳剂中加入甲硝唑，并口服甲硝唑治疗则效果更好。

总之，蠕形螨的寄生普遍存在，临床表现不一，有的症状严重，有的症状很轻，具体原因还不甚明确，预防和治疗的药物还有待进一步开发和完善。

手术如何治疗酒渣鼻

酒渣鼻发展成鼻赘，不仅皮肤发红，起红疹，脓疱，还可见到一丝丝的血管。鼻外形及轮廓尚好，但鼻部组织肥大，鼻子增大，或伴外形奇变，且因组织肥大下坠使鼻孔缩小，影响呼吸，有碍美观，这就需要手术治疗。

目前，常用的治酒渣鼻方法是采用激光，先用光斑 0.2mm 的手具切除过多的组织，然后气化，达到理想的鼻外形为止。在气化过程中，真皮收缩，皮脂腺中的皮脂被挤出。术毕外科包扎。术后数天内有较多的渗出，应注意换药。必要时可用激光局部照射，每日 1 次，每次 10 ~ 15 分钟，连续照射 3 ~ 5 次，一般情况下 2 ~ 3 周即可愈合。

手术方法是切除大部分的肥大增生组织，然后再用划痕手术的方法去除尚余的小部分增生组织。手术只需局部麻醉即可。切除大部分增生肥大的鼻赘组织，切到较患病前的鼻子稍大一些为止。划痕术则用 5 把刀片并列组成的手术刀划痕。一般是反复均匀地呈十字方向来回交叉划破皮肤，深度一般为 1 ~ 2mm，使残余的小部分鼻赘组织被划落掉，若出血多，则压迫止血。术后每天用 1% 雷弗奴尔溶液换药，一般 10 天左右即可愈合。

酒渣鼻中医辨证治疗

（1）瘀血凝结

处方：当归、川芎、红花、赤芍、墨旱莲、元胡各 10g，七叶一枝花、白茅根各 12g，苍耳子、五灵脂 各 8g。

用法：水煎分 3 次服，每日 1 剂。

加减：伴有乳房胀痛加王不留行、穿山甲、瓜蒌；伴有痛经加三棱、莪术、地鳖虫等。

功效主治：活血化瘀，清热解毒。可用于治疗酒渣鼻，中医辨证属阳明火旺，瘀血凝结型。临床症 见患者鼻尖及鼻旁黯红紫，并见毛细血管扩张，皮肤肥厚，出现丘疹结节，舌紫黯，舌苔厚腻，脉弦数。

（2）肝胆湿热

处方：茵陈、土茯苓各 12g，败酱草、桃仁、郁金、连翘、蒲公英、野菊花、赤芍、生枇杷叶、蜂房各 10g，黄芩、栀子、当归、川芎、苦参各 8g，生薏苡仁 25g。

用法：水煎分 3 次服，每日 1 剂。

功效主治：清利肝胆湿热。用于酒渣鼻，属肝胆湿热型。临床症见患者心烦急躁，烦热口苦，大便不畅，嗜食辛辣油腻，体态偏胖，舌红，苔黄厚，脉弦数。

专家提醒广大患者：中医学认为，酒渣鼻是因饮食不节，肺胃积热上蒸，外感风邪，血瘀凝结所致。饮食上应避免促使面部皮肤

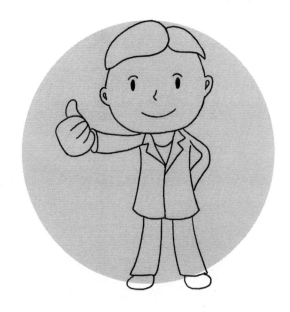

发红的食物，如辣椒、芥末、生葱、生蒜、酒、咖啡等刺激性食物；少吃油腻食物，如动物油、肥肉；油炸食品、糕点等，以减少皮脂的分泌。多吃些富含维生素 B_6、维生素 B_2 及维生素 A 类的食物和新鲜水果、蔬菜。

中医针灸可消除"红鼻子"

（1）耳针

①取穴。

主穴：外鼻、肺、肾上腺、内分泌、内鼻、面颊。

配穴：耳根部位。

②治法。

以主穴位为主，早期仅取外鼻、内鼻、肺，用轻刺激手法；症候较重者，上穴可均取，毫针刺入，用捻转法行强刺激法，留针 15 ～ 30 分钟，重症宜延长至一小时，隔日 1 次，10 次为一疗程。疗效不佳时，可配合取配穴行耳根环状注射，将维生素 B_6 或生理盐水 2 ～ 4ml，从耳前皮下开始，自前向后沿耳根作环状注射一圈，两耳交替进行，隔日或每周 2 次，5 ～ 10 次为一疗程。亦可采用刺血法，以 5 号注射针头，在外鼻穴点刺放血，面颊区雀啄刺放血，用直径约1cm的消毒棉球拭去，每次用6~8个。每次1耳。余穴则可贴压王不留行籽。每周2次，10次为一疗程。

③疗效评价。本法对酒渣鼻初期效果较好，经观察，少数病例，当针刺入耳穴后的留针期间，鼻尖的充血潮红情况有所改善，但往往于起针后半小时充血情况又重恢复，故需多次治疗，方能获效。其中用刺血贴压法治疗25例，结果痊愈15例，有效6例，无效4例，总有效率84%。

（2）穴位注射

①取穴。

主穴：上迎香、迎香。

上迎香穴位置：又称鼻通穴，在鼻骨下凹陷中，鼻唇沟上端尽处。

②治法。

双侧穴位均取。以5ml注射器吸入复方丹参注射液4ml（相当丹参、降香4mg），每穴注入1ml。注射完毕，每穴局部按摩10分钟左右。隔日1次，5次为一疗程，疗程间隔5天。可配合服用甲硝唑0.2g，每日3次。

中医治疗酒渣鼻的十大验方

（1）酒渣鼻软膏

轻粉 6.5g，苦杏仁 8.5g，樟脑、大枫子仁、核桃仁、蓖麻子仁各 12g，羊毛脂 10g，凡士林适量。将各药择净，研细末，混匀，加入羊毛脂、凡士林至 100g，调匀成膏即成。每次适量，外搽患处，每日 2 次。

（2）蒲黄大黄膏

蒲黄、大黄粉各等量。将各药择净，用茶水适量调为稀糊状，用棉签蘸药液外搽患处，每日 3 次，早、中、晚各 1 次，以搽后局部发痒为度，连续 7 ~ 10 天。

（3）陀僧轻粉膏

密陀僧 60g，玄参、硫黄各 30g，轻粉 24g。将各药择净，共研细末，加白蜜适量调匀，装瓶备用。使用时一次用消毒棉签蘸药糊外搽患处，每日 2 次，早晚各 1 次，连续 1 ~ 2 个月。

（4）颠倒散

硫黄、大黄粉各 15g。将两者研细，置瓶中，加入冷开水 100ml 拌匀，用棉签蘸药液外搽患处，每日 3 次，早、中、晚各 1 次，以搽后局部发痒为度，连续 7 ~ 10 天。

（5）酒渣软膏

硫黄 10g，鱼石脂 5g，水杨酸 2g，氧化锌 10g，铅粉 10g，羊毛脂 20 克，硫酸锌 2g，95% 酒精 10ml，凡士林适量。将各药择净，研细末，混匀，加入酒精调糊后加羊毛脂及凡士林至 100 克，充分拌匀即成。每次适量，外搽患处，每日 3 次。

（6）硫黄甲硝唑软膏

甲硝唑 2 粒，硫黄软膏适量。将甲硝唑研细，用硫黄软膏调匀备用。患处用温水洗净后，直接将药膏涂抹于患处，每天 3 ~ 4 次，连续 7 ~ 10 天。

（7）金黄散

局部常规清洗后，取本品适量，用清水少许调匀，外敷患处，每日 2 ~ 3 次，连续 2 ~ 3 天。

（8）二黄软膏

大黄粉 10g，硫黄软膏适量。将两者调匀备用。患处用温水洗净后，直接将药膏涂抹于患处，每天 3 ~ 4 次，连续 7 ~ 10 天。

（9）大黄甲硝唑膏

大黄粉 10g，甲硝唑片 1 粒。将各药择净，共研细末，用清水适量调为稀糊状，用棉签蘸药液外搽患处，每日 3 次，早、中、晚各 1 次，连续 7 ~ 10 天。

（10）蛤粉膏

蛤粉 15g，轻粉 8g，青黛 5g，川黄柏 8g，煅石膏 15g。将上药择净，为极细末，用芝香麻油 50 或 120ml 混合调匀，贮存备用。临用时，先以温热水洗脸，将药膏加入适量冷水调稀，涂患处，每日早晚各 1 次，连续 1 ~ 3 个月。

调查显示，酒渣鼻危害颇深，其中令 70% 的患者自信心和自尊心下降，41% 的患者会因此回避社交和一些娱乐性的活动，30% 的患者会因此失去工作。因此患者要及时接受治疗，莫让病情得到发展，对患者产生深远的影响。

第 5 章

康复调养

三分治疗七分养，自我保健恢复早

各种维生素分别治疗什么皮肤病

维生素是人体正常代谢功能所必需的物质，除个别维生素，如维生素 D 可由人体自己合成外，一般均需由体外供给。临床上常见的维生素如下。

（1）维生素 A

对人体的生长、视觉和生殖功能都很重要，对神经系统和内分泌有调节作用，同时对上皮组织的生长、增生和分化有重要调节作用，可改善角化过度。可用于治疗维生素 A 缺乏病、毛发红糠疹、毛发苔藓、鱼鳞病、小儿银屑病、鳞状毛囊角化病、进行性对称性红斑角化症、色素性扁平苔藓、聚合性痤疮等。

（2）维生素 D

与钙、磷代谢及自主神经系统、内分泌及血管系统有密切关系，对组胺和胆碱酯酶有拮抗作用，具有皮质类固醇激素样作用。可用于治疗异位性皮炎、红斑狼疮、斑秃、聚合性痤疮、泛发性脓疱性银屑病等。

（3）维生素 E

增强皮肤毛细血管抵抗力，维持毛细血管的正常通透性，改善血行及对寒冷的防御作用增强，可用于治疗冻疮、多形红斑、结节性红斑、单纯性紫癜、色素性紫癜性皮肤病、肢端紫绀症等。

（4）维生素 K

促进肝脏合成凝血酶原及血浆因子，与皮质类固醇激素有协同作用，能调节自主神经紊乱。可用于治疗紫癜、慢性荨麻疹、淋巴瘤伴皮肤瘙痒病等。

（5）维生素 B_1

与神经系统和内分泌系统有密切关系，参与糖代谢，并能抑制胆碱酯酶的活性，减轻皮肤炎症。可用于治疗湿疹、皮炎、脓皮病、念珠菌病、光感性皮肤病、带状疱疹后遗神经痛、多发性神经炎等。

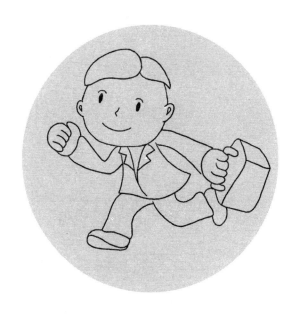

（6）维生素 B_2

参与糖、蛋白质和脂肪的代谢，增加紫外线的耐受性，同时具有抗组织胺作用。可用于治疗脂溢性皮炎、脂溢性脱发、寻常痤疮、酒渣鼻、寻常须疮、口周湿疹、日光性皮炎等。

（7）维生素 B_6

抑制组胺，降低毛细血管及透明质酸酶的活性，并参与所有氨基酸的合成与分解。可用于治疗脂溢性皮炎、脂溢性脱发、寻常痤疮、酒渣鼻、湿疹、渗出性银屑病、神经性皮炎、妊娠痒疹、斑秃、唇炎等。

（8）维生素 B_{12}

是体内多种代谢过程中必需的辅酶，参与核蛋白的合成，甲基的转换以及脂肪和糖的代谢，可用于治疗慢性荨麻疹、接触性皮炎、早期银屑病、扁平疣、水痘、带状疱疹、扁平苔癣、脂溢性皮炎、光感性皮肤病等。

（9）维生素 C

增强毛细血管壁的致密度，减低其通透性及脆性、防止炎症病变的扩散，促进肉芽组织生长及伤口愈合。可用于治疗紫癜性皮肤病、湿疹、荨麻疹、黄褐斑、黑变病、特发性斑状色素沉着、早期银屑病、砷剂皮炎等。

临床上常见的其他维生素还有：烟酸、维生素 P、泛酸、叶酸、维生素 H、对氨基苯甲酸等。

脸上可以随便抹激素药膏吗

由于糖皮质激素具有很强的抗炎、抗过敏、免疫抑制、抗增生等作用，所以临床上以糖皮质激素制成的外用软膏、霜剂在皮肤科应用相当广泛。但是激素在治疗的同时也有很多副作用及不良反应，有的患者对此并不十分了解，随便滥抹激素药膏，往往会适得其反，加重病情。如颜面部常见的脂溢性皮炎、酒渣鼻、痤疮等皮肤病，患者未经求医就自行涂抹药膏，开始因激素的抗炎和免疫抑制作用，病情暂时得以掩盖。一旦停药，病情又很快加重，甚至形成越坏越抹、越抹越坏的恶性循环，形成所谓的"激素皮炎"，给医务人员的治疗带来很大的困难。

长期大量外抹激素药膏，在皱襞部及面部会引起皮肤萎缩、毛细血管扩张、萎缩纹、色素沉着、紫癜、瘀斑、伤口愈合缓慢、多毛症、痤疮样或酒渣鼻样皮疹，甚至真菌和细菌继发感染等。一般来说，效价越强的激素，副作用越强，在使用时宜常更换品种，不能在固定部位久用，在使用时可酌情选择。目前临床上常用的激素效价由弱到强依次是：氢化可的松、醋酸氟氢可的松、丙酸倍氯米松、倍他米松、地塞米松、氟轻松、哈西奈德、卤美松等。效价较强的激素药膏一般不宜在颜面部使用，患者更不可自己随便在脸上乱抹激素药膏。

吃什么可以帮助治疗酒渣鼻

（1）马齿苋薏仁银花粥

用马齿苋、薏仁各 30g，银花 15g，用 3 碗水煎银花至 2 碗时去渣，与马齿苋、薏仁混合煮粥，每日食用 1 次，连续食用有良好疗效。此食疗法适用于酒渣鼻丘疹期。

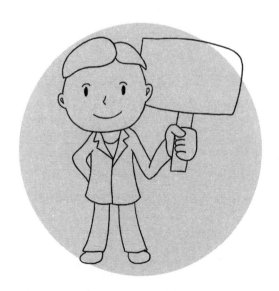

（2）鲜枇杷叶粉末

用新鲜的枇杷叶（将叶背绒毛去掉）、栀子仁研成粉末，每次吃6g，每日3次。能清热、解毒、凉血。适用于酒渣鼻、毛囊虫皮炎。

（3）腌三皮

用西瓜皮200g，刮去蜡质外皮，洗净；用冬瓜皮300g，刮去绒毛外皮，洗净；黄瓜400g，去瓜瓤，洗净；将以上三皮混合煮熟，待冷却后，切成条块，放置于容器中，用盐、味精适量，腌清12小时后即可食用。连续食用有较好疗效。此食疗法具有清热利肺的作用，适用于酒渣鼻。

（4）山楂粥

干山楂30g，粳米60g，混合煮成粥，每日食用1次，连吃7日。

喝点芦根茶，赶走"红鼻子"

夏天饮食不当或睡眠不足时，鼻子上容易出现小红包，严重的时候还会发展成酒渣鼻。中医学认为这是肺胃的积热上蒸到面部形成的。预防酒渣鼻，对于红鼻子的人，可以试着喝点芦根茶或煮些芦根粥。

芦根茶的具体做法是，取鲜芦根150g，竹茹20g，煎水后代茶饮。

也可以加入粳米 60g 煮成粥，即将芦根、竹茹用布包好同粳米煮粥，每天喝一到两次，会对鼻子上火症状有缓解作用。

酒渣鼻自疗十方法

（1）先用温水清洗患部，再将灵芝粉适量用纯净水调为糊状，外涂患部，留置 60 分钟后再温水洗掉。每日早晚各 1 次。

（2）将新鲜荸荠洗净后横切成两瓣，用刀切面反复地涂擦患部。每日早晚各 1 次。

（3）将大黄、雄黄按 1：1 比例共研为细面，用温水调为糊状，外涂患部，留置 60 分钟后再用温水洗掉。每日早晚各 1 次。

（4）取黄连 5g，用约 100ml 开水浸泡，并加入白糖 20g，充分搅匀，分 2 次饮服。每日 2 次。

（5）取雄黄 1g，研为细末，用鸡蛋清少许调成糊状。先将鼻子用食醋清洗，再用棉签蘸药糊涂于患部。每日 2 次。

（6）百部 50g，苦参 20g，雷丸 20g，共研为细面，与凡士林适量调为膏状，每天睡前先用硫黄皂洗脸，再将药膏均匀外涂患部，次日早晨温水洗掉就可以。

（7）栀子 10g，枇杷叶 10g，共研为细面，用白酒冲服，分早晚各 1 次。

（8）芭蕉根洗净，捣烂如泥，取其汁内服。

（9）冬瓜瓤捣烂，取汁外敷患部。

（10）黄芩 4g，大黄 9g，珍珠 2g，硫黄 5g，青黛 5g 共研为细面。将猪板油于锅中急火熬开，并将其中杂物捞净，把前药面对入油中，停火，并充分搅匀，至冷却后备用。使用时先将患部用温水洗净，然后将药膏均匀外涂患部。每日 1 次。

酒渣鼻的足部按摩保健

（1）按摩部位

①足底部反射区。脑垂体、鼻、肺及支气管、肾上腺、肾、输尿管、膀胱、盲肠（阑尾）、回盲瓣、升结肠、横结肠、降结肠、乙状结肠及直肠、小肠、肛门、生殖腺。

②足外侧反射区。生殖腺。

③足背部反射区。扁桃体、胸部淋巴腺（胸腺）、上身淋巴结、下身淋巴结。

（2）常用手法

①足底部反射区。拇指指端点法、食指间关节点法、拇指推法、

按法、食指关节刮法、双指关节刮法、拳刮法、擦法、拳面叩击法等。

②足外侧反射区。食指外侧缘刮法、按法、拇指推法、叩击法等。

③足背部反射区。拇指指端点法、食指指间关节点法、食指推法、拇指推法等。

第6章

预防保健

日常护理不可少，预防疾病活到老

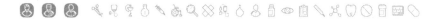

🧑‍⚕️ 酒渣鼻的预防

尽量防止加重本病的因素，调整内分泌，纠正胃肠道功能紊乱，禁烟、咖啡、辛辣刺激性食物，勿暴饮暴食，保持大便通畅，避免使用刺激皮肤的碱性肥皂、酒精、洗洁剂、染色剂、收敛剂等，以及避免日光照射。

🧑‍⚕️ 如何根据不同部位来保护皮肤

不同部位的皮肤保护方法应该有所不同。根据不同部位的皮肤特点应该有不同的方法。

一般部位躯干部、四肢伸侧等处的皮肤比较平展和厚实，或不易受伤且对损伤有一定的抵抗力。如没有特殊必要一般不需采取特别护肤措施。

柔细部位颈两侧、四肢屈侧、手足背等处皮肤虽也平展，但较细嫩。皮肤保护以防刺激、防外伤为主。

皱褶部位腋、肘窝、腹股沟、腰眼部皮肤易相互接触、摩擦，污物易蓄积，汗液难蒸发，易潮湿、糜烂甚至感染。因此，皮肤保护要着重保持局部清洁、干燥，还要防止衣裤等对这些部位的紧束和压迫。

粗厚部位手掌、足跖皮肤角质层很厚。这与它们经常接触外物并受外力作用相适应。厚实的角质层通常足以缓冲机械力对皮肤的损伤。但这些部位也是多汗部位，所以保护掌跖皮肤既要针对过于潮湿而浸渍，也要防备过分干燥而开裂。还要提醒一点：掌跖角质层厚，受摩擦刺激后发生的疱多较深且为大疱，不易及时察觉。选择适当的鞋袜对跖部皮肤保护至关紧要。

受压部位如脚跖、臀部、背部，隆突部位如关节表面皮肤（肩、肘、腕、指跖背、髋、膝、踝等）应小心防止外伤，尤其是撞击伤、磨损、角化增生和血液循环障碍。

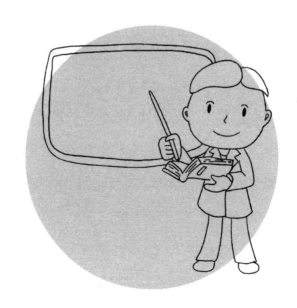

肢端部位指的是末端手指、足趾和指跖甲。保护措施强调防外伤、冻伤、烧烫伤和感染。

多毛部位头皮、胡须部和其他多毛部的皮肤保护主要是保持毛发洁净、整齐、不过长。防止感染，特别是毛囊炎一类化脓感染。

多脂、多汗部位除头皮外，还有面部、上胸、上背部。多汗部位主要防浸渍和汗疹如痱子等；多汗多脂部位要防细菌、真菌感染和某些化学物质如油脂类的刺激。毛囊虫以食皮脂为主，皮脂分泌过旺促进毛囊虫繁殖，易致使或加重毛囊炎、痤疮、酒渣鼻等病态，故应积极治疗。

腔口部位指眼、耳、鼻、口、尿道口、阴道口、肛门等部位。这些部位的皮肤多较细薄、柔软，又潮湿多皱。皮肤保护应着重避免摩擦、压迫，防止过干而导致裂口，过潮引起浸渍、糜烂。还要注意分泌物、排泄物对皮肤的刺激以及由此而来的炎症和感染。

暴露部位与遮盖部位暴露部位皮肤的保护主要是防日晒、外伤、过敏物接触和微生物侵扰；遮盖部位则要防止分泌排泄物，尤其汗液的有害作用，注意皮毛、化纤织物对皮肤的刺激和致敏。足部尤其足趾间更要保持清洁干燥，防患足癣。

黏膜保护重点在维护其完整性，防止特殊接触物如义齿、助听器、隐形眼镜等对黏膜的损伤和刺激，要保持清洁。

精神疗法与护肤美容有什么关系

皮肤的血液循环、腺体分泌等重要生理活动，都由自主神经即交感神经和副交感神经控制、调节，而自主神经又由大脑管辖。所以，大脑功能是否健全与皮肤的功能状态和结构状况密切相关。

日常生活显示，好的情绪包括高兴、快乐、欢悦、振奋、宽慰、轻松、平静等都能兴奋副交感神经，促进循环系统的功能，使血液流动的速度加快，使人面色红润，容光焕发；而不良的情绪如悲痛、烦恼、愤怒、惊慌、恐惧、紧张、压抑、忧虑等则多兴奋交感神经，使人的新陈代谢降低，使人形容枯槁，愁眉不展。由此可见，精神、心理状态对皮肤有很大的影响。此外，人的情绪一般都会表露在脸上，支配着脸上的表情肌。经常重复某些表情，会使皱纹出现在脸上。如经常抬眉会使额头出现横纹，经常愁眉紧锁会使双眉之间出现皱纹，经常眯眼会使眼角的鱼尾纹过早出现。总之，情绪恶劣时，再美的人也会黯然失色。

精神心理状态失常除了有损美容以外，更严重的是还可以导致一些皮肤疾病，如皮炎、人工性皮肤病、皮肤妄想病、药物性皮肤病等。精神紧张、情感冲突可以诱发或激发许多皮肤病，如异位性皮炎、银屑病、荨麻疹、斑秃、酒渣鼻、局限性与泛发性皮炎、神经性表皮剥脱和坏死性痤疮。由于精神不正常或病态心理，患者自己在皮肤上"制造"疾病。常见的有人工性皮炎（如用腐蚀药、刺激药或利器等在皮肤上造成损伤）、拔毛癖、故意长久垂臂垂腿导致臂腿水肿等。皮肤妄想病，由于皮肤和毛发的某些轻微病态，如某处毛发稍稀或稍密，某处肤色不太均匀等而有复杂多样的主观病理描述。这些情况多见于忧郁性皮肤病和特发性单症状性疑病性精神病，或由于使用治疗精神病的药物而得皮肤病。如对锂过敏者服含锂药物后可患痤疮、银屑病等。

洁肤类化妆品的种类及作用

洁肤类化妆品非常丰富，有香皂、清洁霜、洗面奶、卸妆油、磨砂膏、去死皮膏（液）等，它们的主要成分和作用也有其各自不同的特点。

香皂是人们普遍使用的洁肤品，其特点是质地细腻紧密，泡沫丰富，去污力强，可用于全身，价格相对较低，是一种使用方便的洁肤品。由于香皂中各种成分含量不同，添加的营养成分也不同，所以又分为普通清洁香皂、透明美容香皂和具有杀菌效果的护肤皂。普通清洁香皂泡沫丰富含碱量高，去污力强；透明美容香皂质地紧密细腻，比普通香皂温和，含碱量低，并含有保护皮肤的羊毛脂及保湿成分；护肤皂含有能杀菌的药物成分，对患暗疮、酒渣鼻等皮肤有较好的杀菌治疗作用。

清洁霜是以矿物油为主体的清洁用品。主要用于去除化妆皮肤和过多油脂皮肤的清洁。

洗面奶是目前市场上最为流行的洁肤用品，品种繁多，是一种不含碱性或含弱碱性的液体软皂。洗面奶利用表面活性剂清洁皮肤，对皮肤无刺激并可在皮肤上留下一层滋润的膜，使皮肤细腻光滑。主要用于日常普通洁肤及卸除面部淡妆。从作用上分，有收敛型的青瓜洗面奶、柠檬洗面奶、芦荟洗面奶；有营养型的蛋白洗面奶、人参洗面奶、维生素 E 洗面奶等。

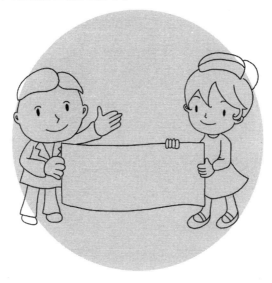

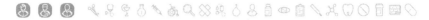

卸妆油是以矿物油为主体的卸妆用品。主要用于卸除面部浓妆及油彩妆，其清洁的机制主要是油溶性，对于油彩妆的清洁效果比清洁霜更为显著，但对皮肤的刺激也强。

磨砂膏是含有均匀颗粒的洁肤品。主要用于去除皮肤深层的污垢，通过在皮肤上摩擦可使老化的鳞状角质剥起，除去死皮细胞，使皮肤保持柔软细腻。

去死皮膏（液）是一种可以帮助剥脱皮肤老化角质的洁肤用品。去死皮膏（液）附于皮肤后，其中的酸性物质使角化细胞溶解，当搓掉或除去这些膏液时，可以把溶解的角化细胞一起带下来，起到净化皮肤的作用。

为何许多皮肤病需要忌口

很多皮肤病患者在就诊后都会问医生，是否需要忌口。的确临床上有许多皮肤病需要饮食调忌。如湿疹、荨麻疹、异位性皮炎、神经性皮炎、银屑病、玫瑰糠疹、扁平苔癣、红皮病、脂溢性皮炎等常见病多发病，其发病与饮食有着极其密切的关系，皆可因吃刺激性食物或发物而使病情加重，因此对那些有食物过敏因素的患者，在发病期间或疾病痊愈后，应限制或禁食鱼、虾、蟹、羊等腥发之物，鸡、鸭、鹅等禽类食物以及葱、姜、蒜、辣椒、芫荽、酒类等刺激食物或油炸等难以消化的食物。

"红鼻子"能消失吗

人们常说协调才是美，若至高之点的鼻子过于与众不同，可以想象整个脸面都会因此受到牵累。如何能还鼻子的本来面目？中医经过临床观察总结，对此病大致分了三种类型并提出了具体治疗措施，现介绍如下。

（1）肺胃积热证

口鼻周围皮肤潮红，压之褪色，散在淡红色丘疹，舌质红，舌苔薄黄，脉象滑数。治宜清泄肺胃，散除积热法。

（2）热毒炽盛证

在鼻部、面颊、前额部红斑的基础上有丘疹及脓疱，伴有灼热微痒，相当于由红斑期变成丘疹期，舌质红，舌苔黄，脉象浮数。治宜凉血活血，清热解毒法。

（3）血瘀凝结证

鼻部增生，毛孔开大，可见丘疹、脓疱、结节、囊肿，状似橘皮，色多紫暗，舌质紫暗，舌苔黄厚，脉象沉数。治宜清热凉血，活血化瘀法。

此外还应配合外用药，百部、苦参、雷丸各研细末，以 5：2：2 比例混匀，配成 20% 雪花膏，加之日常注意生活护理，只要有恒心坚持治疗，红鼻子是有可能消失的。

酒渣鼻患者不宜用过热的水洗脸

酒渣鼻患者在彻底的治愈以后，应该进行定期的复查，以免再次感染，日常的生活中应该注意不要使用油脂性化妆品，保持每天使用温水洗脸，保持面部的清洁，不要使用过热的水洗脸。不要吃过热、油腻的食物以及辛辣的食物。要多吃新鲜的蔬菜和水果。如果您是酒渣鼻的患者，那么面对酒渣鼻的危害，我们就应该及时地治疗酒渣鼻，让我们能够免受酒渣鼻的危害。

常挤黑头或导致酒渣鼻

23 岁的王女士的鼻子肿胀了六七年，表面布满针眼一样大小的肉芽，用手一挤就可见一粒粒米黄色的油脂从中冒出来，吃了辣椒或喝酒后鼻子的肿胀就会变重。有时鼻子上还会长一个个小红疙瘩，用手触摸有点痛，如果疙瘩破了里面会有脓血流出。

实际上，王女士患的是酒渣鼻，并且到了第二期——丘疹脓包期。王女士从鼻子的毛孔里挤出的就是通常所说的粉刺。粉刺挤多了易细菌感染，情况严重的话便会发展成鼻疔，其结果导致成酒渣鼻。

酒渣鼻大多由于病因不明，治疗多为对症性，尽量防止加重本病的因素，调整内分泌，纠正胃肠道功能紊乱，禁烟、咖啡、辛辣刺激性食物，勿暴饮暴食，保持大便通畅，避免使用刺激皮肤的碱性肥皂、酒精、洗洁剂、染色剂、收敛剂等，以及避免日光照射。另外精神紧张会加重病情，要保持稳定的情绪和舒畅的心情，不饮酒，不吃辛辣食物，多吃新鲜水果蔬菜，改善胃肠功能，调整好内分泌。

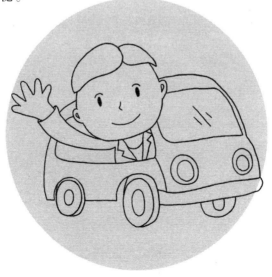

🩺 酒渣鼻难根治，关键在预防

养成良好卫生习惯。注意个人清洁卫生，勤洗澡、勤换衣，保持面部和手部的洁净，使面部皮脂正常排出。不要用手去摸、挤、捏、掐痤疮。因为触摸会使炎症、细菌向深部发展并蔓延到鼻部，造成毁容性瘢痕的恶果。再者，不要和长有痤疮、酒渣鼻的人亲密接触（如贴脸、共用毛巾），因为痤疮、酒渣鼻是感染了螨虫引起的，螨虫又是通过接触、交叉感染而来的，防止螨虫的感染能预防酒渣鼻的发生。

尽量减少日光照射。应该尽量减少日晒，夏季外出戴上宽沿遮阳帽，涂上有效的防晒霜。不宜在高温、湿热的环境中长期生活或工作。

避免接触刺激物质。平素应使用无皂清洁剂，不宜使用收敛剂和磨蚀剂。患痤疮、酒渣鼻时最好不要用化妆品，因为化妆品中含有痤疮源性物质，它们会使酒渣鼻加重，病程延长。酒渣鼻患者更不能用油性大的化妆品。也不要到美容院去治疗，因为美容院只能做皮肤清洁与护理。美容院没有医生，只有美容师。有些皮肤病不是美容的问题，而是需要治疗的，如果处治不当会造成不良的后果。酒渣鼻患者还应连续做 2 周的酒渣鼻诱发物日记，记下可能促使病情发作或加重的原因，以便今后明确和避免接触这些物质。

生活规律要有序。按时作息，起居有常，经常进行户外活动，加强体育锻炼，保证充足睡眠，保持大便畅通。

🧑 酒渣鼻患者忌食辛辣

中医学认为，酒渣鼻是因饮食不节，肺胃积热上蒸，外感风邪，血瘀凝结所致。饮食上应避免促使面部皮肤发红的食物，如辣椒、芥末、生葱、生蒜、酒、咖啡等刺激性食物。

少吃油腻食物，如动物油、肥肉；油炸食品、糕点等，以减少皮脂的分泌。多吃些富含维生素 B_6、维生素 B_2 及维生素 A 类的食物和新鲜水果、蔬菜。此外，可口服维生素 B_6、甲硝唑，每日 2 ~ 3 次，直至症状完全消失。

🧑 酒渣鼻患者不可乱用药物

酒渣鼻药包括口服药和喷剂、帖剂等，其主要成分不外乎抗生素、激素及麻黄素类。长期使用抗生素，使人体产生抗药性，从而降低免疫功能，长期使用激素、麻黄素类药物，危害极大。

（1）由于激素的的作用，使人的内分泌系统失调，特别是妇女，危害更甚。

（2）由于激素、麻黄素、抗生素的滥用，血液循环不畅免疫功能受损，加之病毒抗药性增强，鼻腔组织极易发生恶性病变。

（3）由于刺激血管收缩，长时间使血管处于一收一缩的状态，血管壁弹性减弱、变薄变脆形成出现血管硬化。

（4）会损害鼻黏膜的纤毛结构，从而影响鼻黏膜的生理功能。血管收缩、后再扩张，反复刺激，黏膜纤毛停止运动甚至坏死，消失，黏膜下层血浆渗出，形成水肿，造成鼻腔反复性炎症，出现组织粘连，病情加重。